U0040916

O型小將の輕盈瘦身術

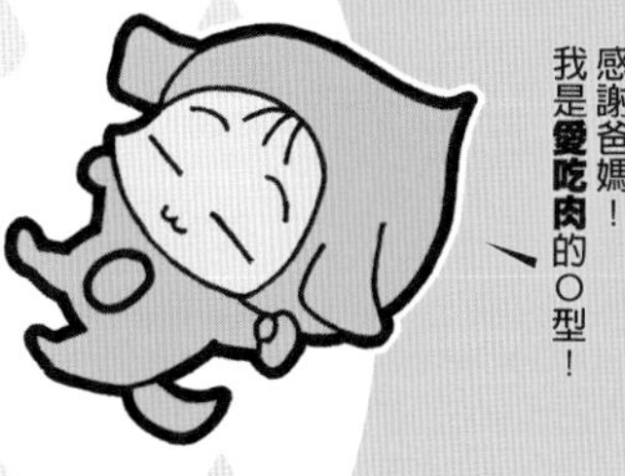
感謝爸媽！
我是愛吃肉的O型！

作者 中島旻保
譯者 張智淵

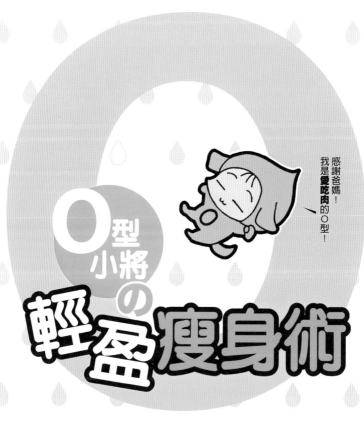

O型小將 「常見」的NG瘦身術

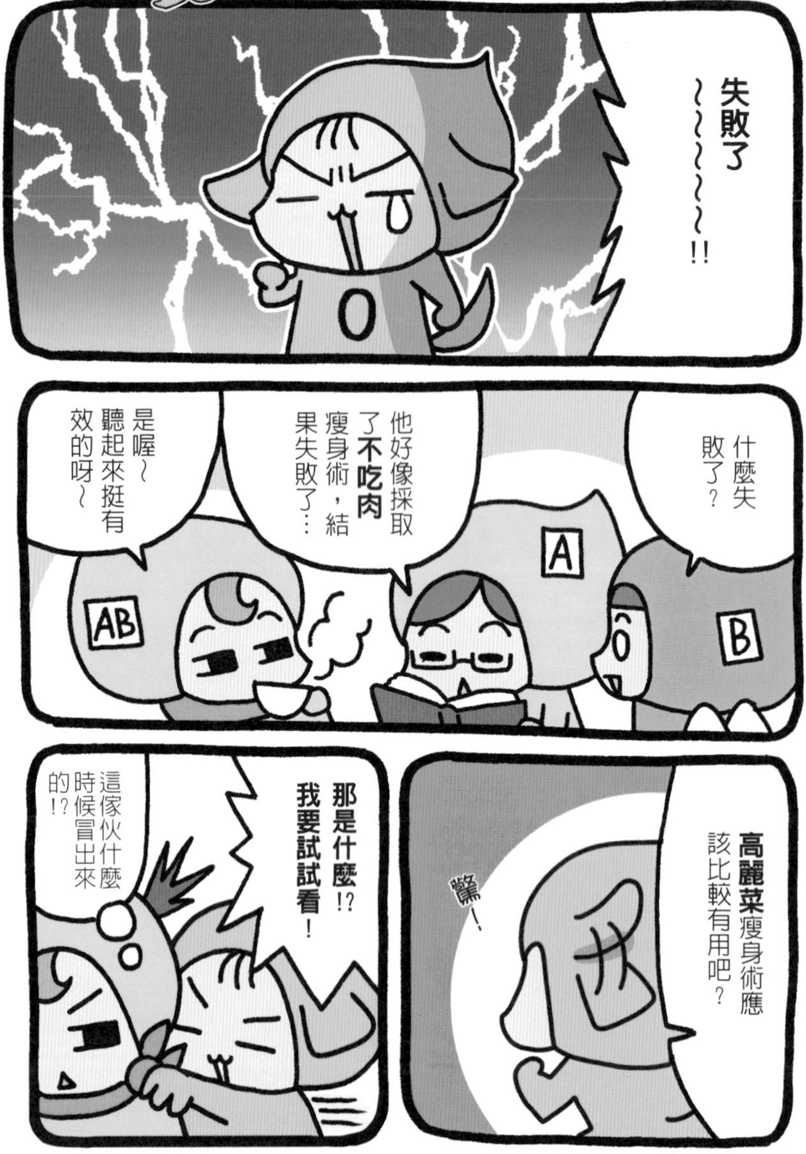

失敗了～～～～～～!!
什麼失敗了？
他好像採取了不吃肉瘦身術，結果失敗了…
是喔～聽起來挺有效的呀～
高麗菜瘦身術應該比較有用吧？
驚！
那是什麼!?我要試試看！
這傢伙什麼時候冒出來的!?

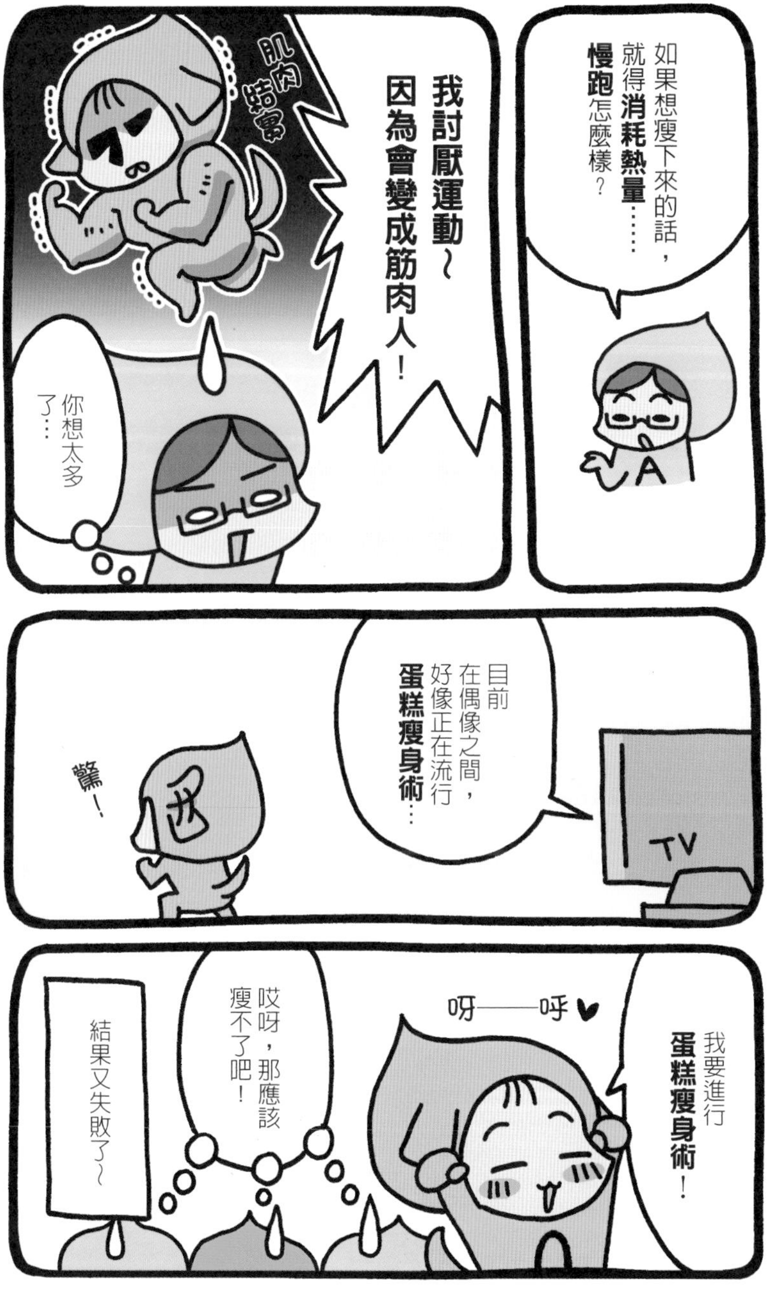
如果想瘦下來的話，就得消耗熱量……慢跑怎麼樣？
A
我討厭運動~因為會變成筋肉人！
肌肉結實
你想太多了…
目前在偶像之間，好像正在流行蛋糕瘦身術…
TV
驚！
我要進行蛋糕瘦身術！
呀——呼♥
哎呀，那應該瘦不了吧！
結果又失敗了~

Contents

O型小將輕盈瘦身術

血型瘦身術

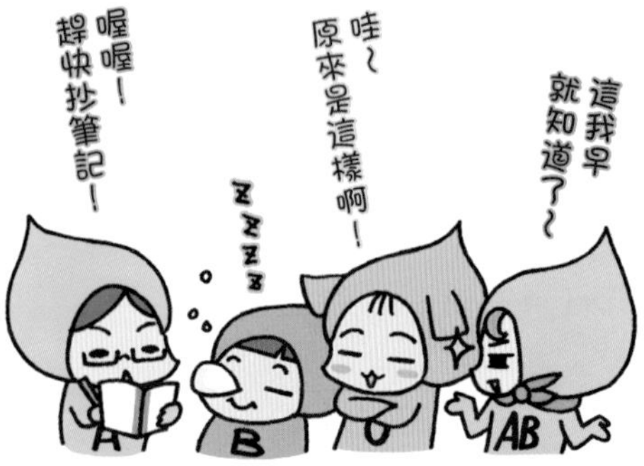
這我早就知道了~
哇~原來是這樣啊！
喔喔！趕快抄筆記！
ZZZ
A
B
O
AB

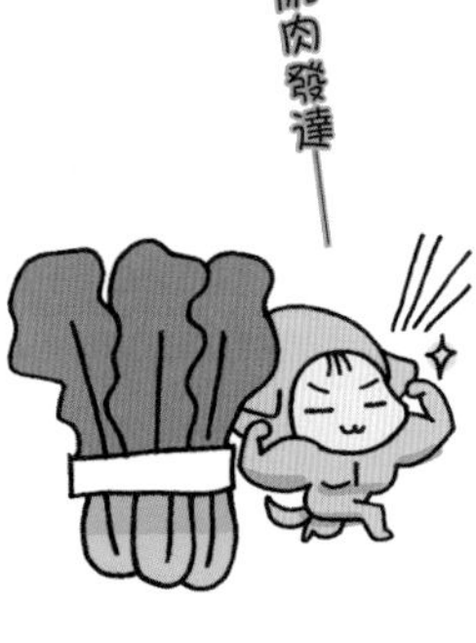

肌肉發達

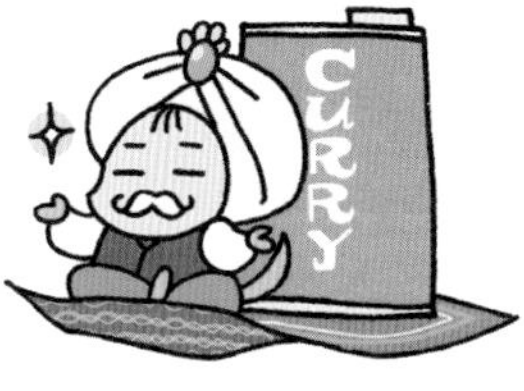

CURRY

check!!

第4章 O型小將的生活習慣瘦身術

Column

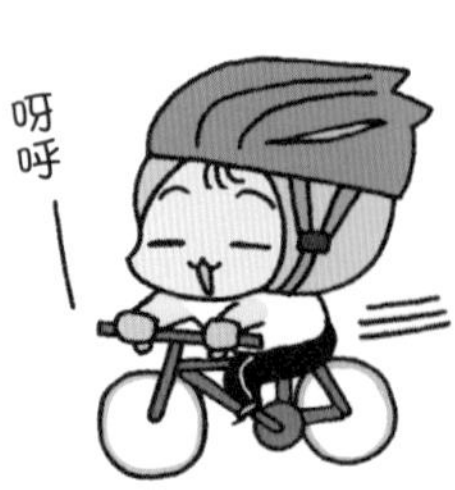

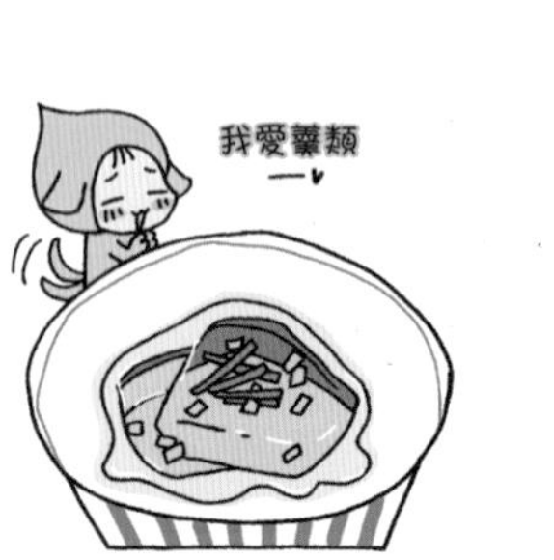

1

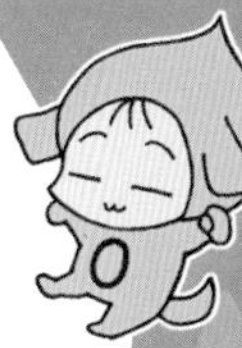

血型和身體之間令人意外的關係

血型基本上分成 A、B、O、AB 四種，每個人身上都流著其中一種血液。其實，「血型」掌握了瘦身的關鍵。採取「血型瘦身術」能夠塑造健康的身體以及迷人的體態。首先在這一章解說其理論基礎。

理論 1

血型不只決定個性！

瘦不下來說不定是因為血型！

「那個人吃得比我多很多，為什麼不會發胖呢？」

「為什麼電視上熱烈討論的○○瘦身術，對我不太有用？」

你是否曾經像這樣感到疑惑？

即使吃相同的分量、相同的食物，有的人會發胖，有的人不會發胖。就算實踐○○瘦身術，有的人瘦得下來，有的人瘦不下來。為什麼會產生這種差異呢？

那是因為人各自具有不同的體質。

A一吃肉，腹部馬上就會囤積脂肪。可是，B一吃肉，代謝率就會提高，身體狀況也會變好。這種案例並不罕見。如果體質不同，就不能採取一樣的瘦身術。

「那麼，該怎麼做才能知道自己的體質呢？」

關鍵就在於「血液」。

人透過血液流動維持生命。血液會將氧氣和營養素帶到全身，促進身體健康，因此血液決定了一個人的體質。然而，

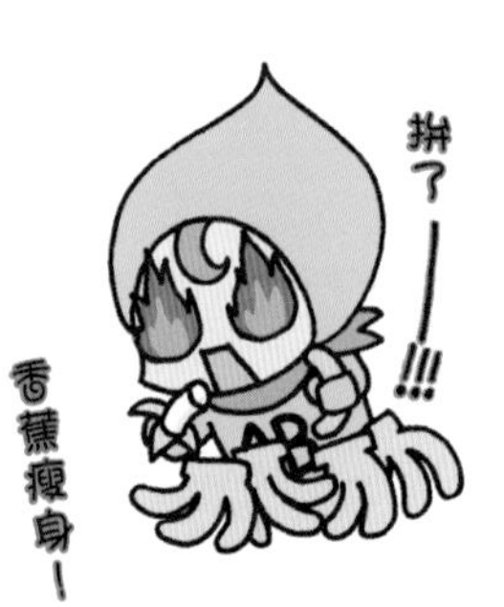

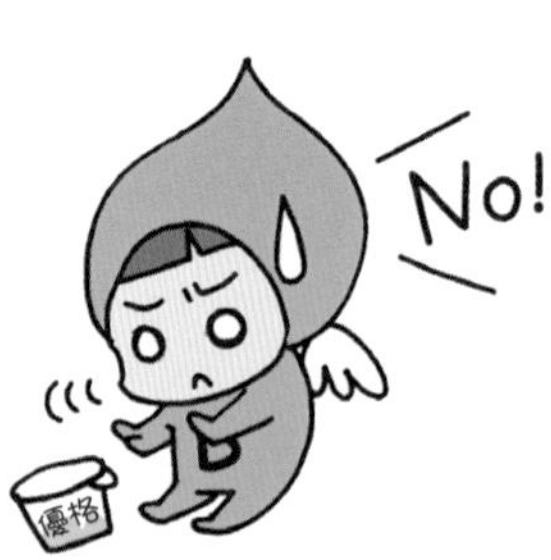

若想分析血液，檢查所有食材是否適合自己，勢必要花一筆龐大的費用。更何況就現實而言，不可能為了瘦身而去做血液分析。

因此，應該關注的是**「血型」**。

美國從以前就廣泛地研究透過血型區分體質的方法。A型的人吃什麼容易發胖、吃什麼不容易發胖？B型、O型、AB型的人又是如何……等各種血型的差異。

本書中的「血型瘦身術」是將奠定於這種研究結果的飲食療法，予以改良。不必想吃什麼卻強迫自己克制，或者減少飲食量。**只要注意盡量選擇適合自己血型的食材，飲食均衡即可**。

如果實踐這種瘦身術，你的身體會慢慢變得既「健康」又「緊實」，並在「不知不覺間」，感受到體重「自動」下降。

許多想瘦身的人，會先在意吃的「量」。然而，在瘦身過程中，真正重要的不是「量」，而是「質」，也就是吃的內容。

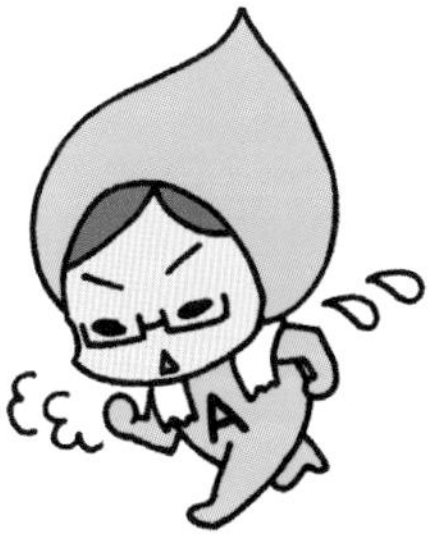

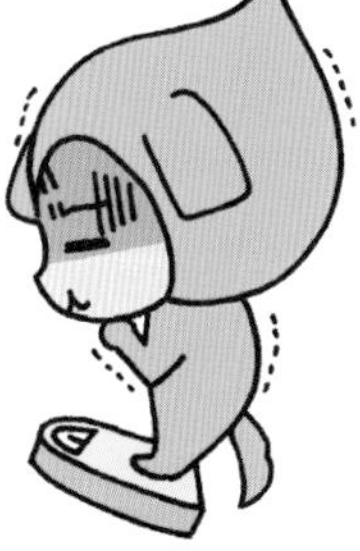

血型瘦身術不刻意、不勉強，才能持之以恆！

本書中解說的「血型瘦身術」是透過選擇食材食用，達到讓身體更健康的目標。透過這麼做，會**從體內活化身體，以身體原本具有的力量，自然提高代謝率**。結果，不必強迫自己克制、刻意減少飲食量就能自然地瘦下來，而且不用擔心會復胖。

或許有人會認為：「我之前不管怎麼努力都沒用，我才不相信不克制食慾就能瘦下來。」限制飲食、極端地降低攝取熱量的「斷食瘦身術」，復胖的可能性非常高。然而，「血型瘦身術」是以從根本調理體質為目標，大約一週後，最慢一個月後，即使沒有減少飲食量，無論是從體重或從身體的線條變化，都能看出效果。

此外，也有人在瘦身的過程中，只在意體重和BMI（身體質量指數）等數值。然而，如同每個人長得都不一樣，脂肪和肌肉的比例、骨質密度也都各不相同。數值充其量只不過是顯示你的身體狀態的一項指標罷了。

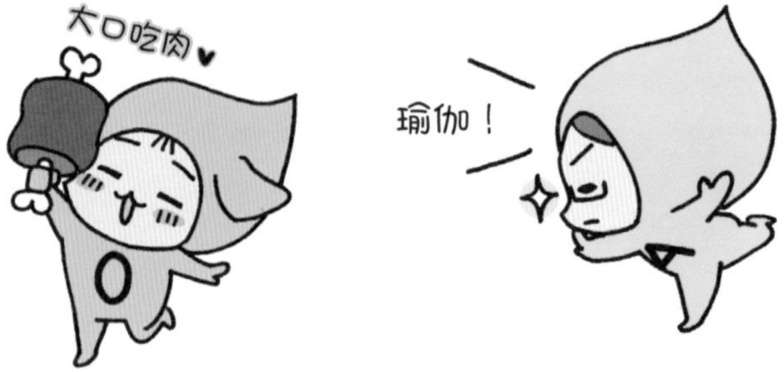

那麼，該以什麼為目標瘦身呢？

那就是**你的身體「外觀」**。

飲食生活中若是犯了一堆錯，就會造成上臂和腹部肥胖，或者瘦到皮包骨，皮肉下垂，導致體形走樣。如果不運動，只靠限制飲食瘦下來，儘管ＢＭＩ屬於瘦子型，體形也和理想相去甚遠。

也就是說，要瞭解自己的身體，比起數值，「外觀」才是最好的方法。

「血型瘦身術」中，沒有「光吃某個食材就是好的」理論，相對地，也沒有絕對不能吃的食材。光是以適合自己血型的食材為主，實踐均衡「質」佳的飲食生活，身形自然就能變得緊實。然後，達到接近滿意的理想體形。

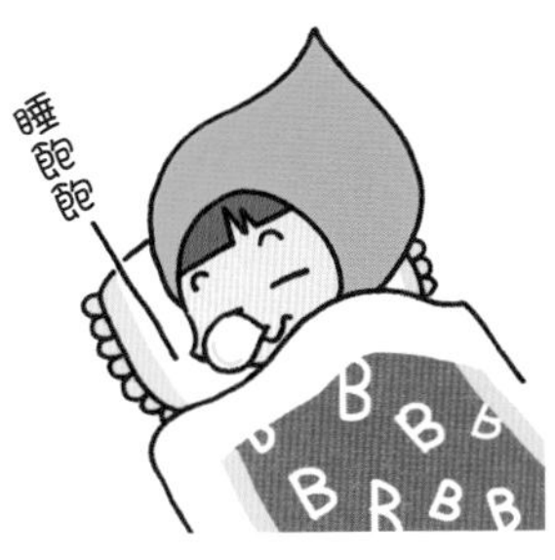

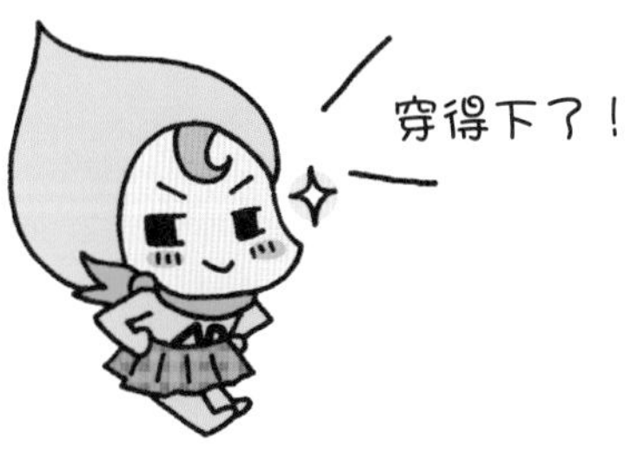

瘦身的根據在於血型的起源！

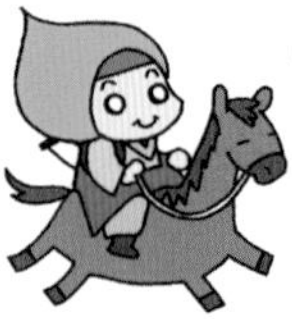

游牧民族

誕生於約 15000 年前。騎馬游牧而居，主要吃糧食的民族。

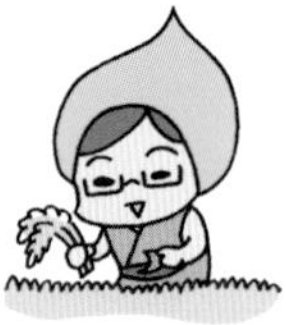

農耕民族

誕生於約 20000 年前。開始農耕，吃穀物和農產品的民族。

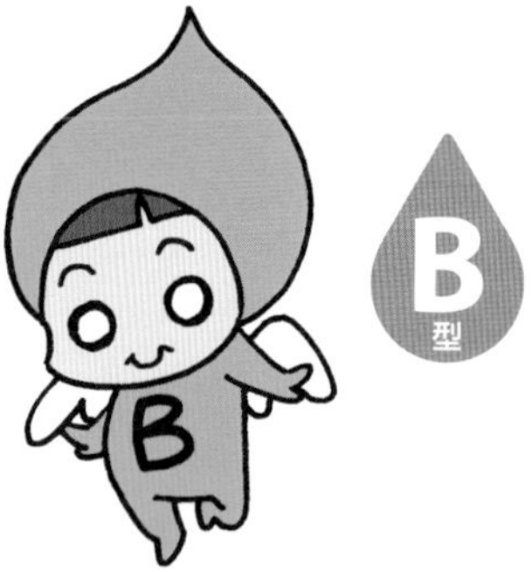

適合羊肉和乳製品的體質

繼承了游牧民族的性質，所以身體適合羊肉和牛奶、優酪等乳製品。比其他血型更易適應環境的變化，身體強壯。

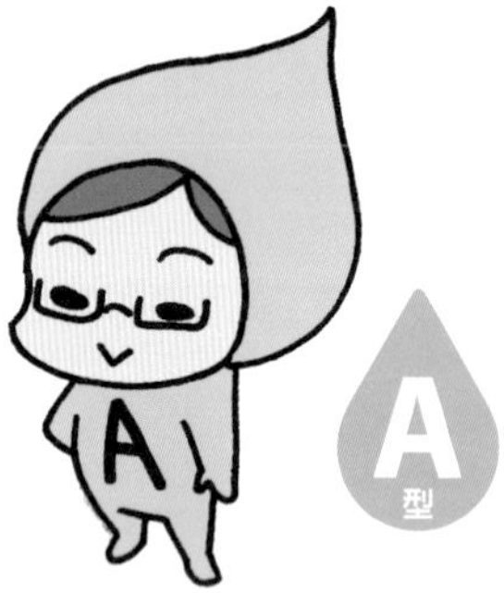

適合蔬菜和米飯的體質

日本人當中，最多的血型。具有農耕民族的性質，所以適合植物性的食物。吃蔬菜比吃肉適合、吃米飯比吃小麥適合。

地球上最先誕生的是O型

人類的血型大致上可分類為A、B、O、AB。這四種血型和人類的進化息息相關。

世界上最多的血型是O型。約四萬年前，非洲大陸上出現了據說是現在人類祖先的克魯馬儂人。

他們幾乎都是O型，身為「狩獵民族」的他們吃肉維生。

西元前兩萬五千年至一萬五千年左右，從亞洲到中東的地區誕生了A型的「農耕民族」。他們對於穀物和農產品具有抵抗力，發展成具有和狩獵時代的人不同消化系統、免疫系統

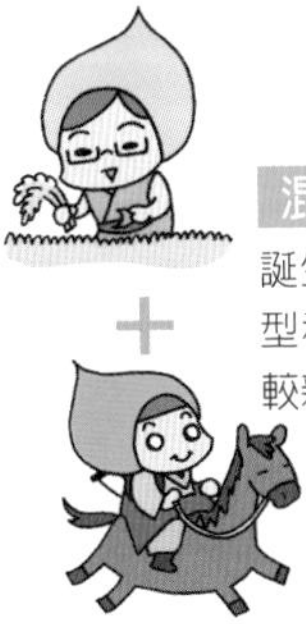

混合民族

誕生於約 1000 年前，A 型和 B 型的混血，類型較新的民族。

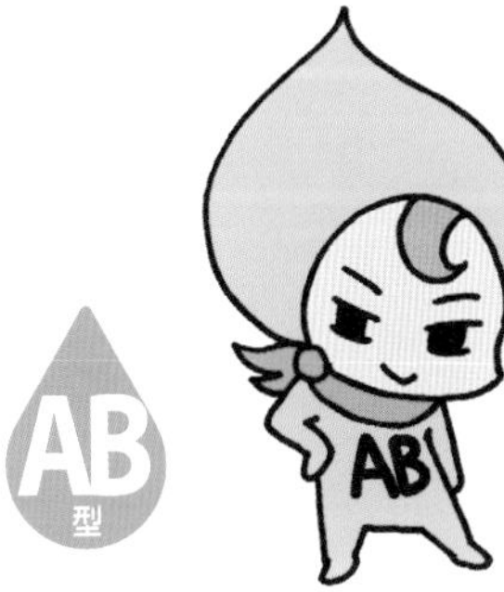

農耕＋游牧民族的體質

世界上最少、最新的血型。繼承了 A 型和 B 型雙方的性質，特徵是能夠臨機應變地因應飲食生活的變化。

狩獵民族

誕生於約 40000 年前，最早的人類。打獵維生的民族。

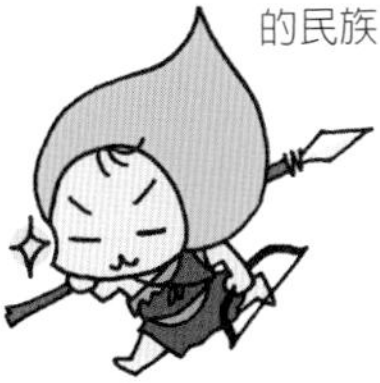

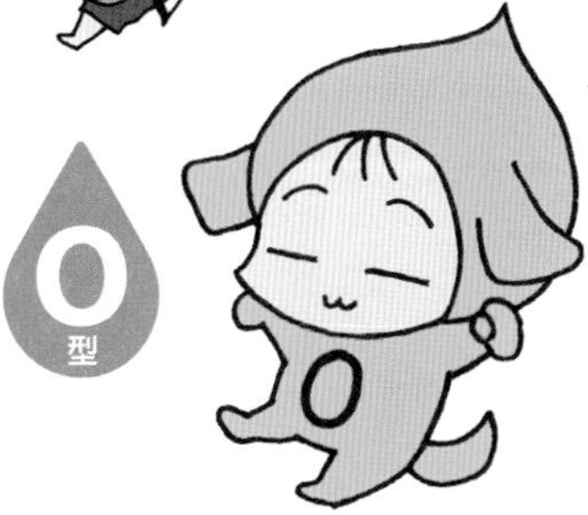

吃肉也不會胖的體質

台灣人當中，最多的血型，世界亦然。狩獵民族對於容易滋生雜菌和病毒的肉類具有抵抗力，所以 O 型吃肉也不容易胖。

的民族。

而在西元前一萬五千年至一萬年左右，在現在的巴基斯坦和印度周邊的喜瑪拉雅山岳地帶，誕生了B型的游牧民族。他們變成了從家畜的肉乾和乳製品等糧食攝取蛋白質的體質。

最後出現的是AB型。AB型在世界上非常少，不到5%，距今一千至一千兩百年左右以前並不存在，是較新的血型。AB型是經由A型和B型的混血而誕生，是「混合民族」，繼承了A型和B型雙方的特徵，可說是體質均衡的血型。

理論 2

每種血型都有適合、不適合的食物

即使吃相同的食物，也有血型不會胖

四種血型具有各自的性質，有適合的成分和不適合的成分。如果以為「對身體好」、「能瘦下來」，**每天吃不適合自己血型的食物，等於是吃下了「毒藥」，會導致身體失衡**。

「食物過敏」是指身體對於原本無害的食物產生過度反應。人的身體一旦判斷為「異物」，經常就會引發意想不到的反應。

其實，血型不同的我們，各自的身上也會發生一樣的事。即使是相同的食材，可能對於某種血型是身體的「養分」，但對於某種血型而言則是危險的「毒藥」。而不知不覺吃下的「毒藥」，恐怕會在我們沒有察覺的期間累積在身體裡，導致攝取過量。那麼，**對於自己的血型而言，什麼東西會變成「養分」，什麼東西會變成「毒藥」呢？事先知道這一點，對於飲食生活和體重管理是非常重要的一件事**。

眾人熱烈討論的瘦身術，
不見得人人有效？

世上有許多號稱「只要吃 ×× 就能瘦」的單一食物瘦身術。然而，也有人「吃了 ×× 之後反而變胖」、「吃太多而拉肚子」。那是因為食材依血型而定，會變成「養分」，也會變成「毒藥」。如果持續採取不適合自己體質的單一食物瘦身術，有時候反而會對身體造成負面影響，千萬要小心。

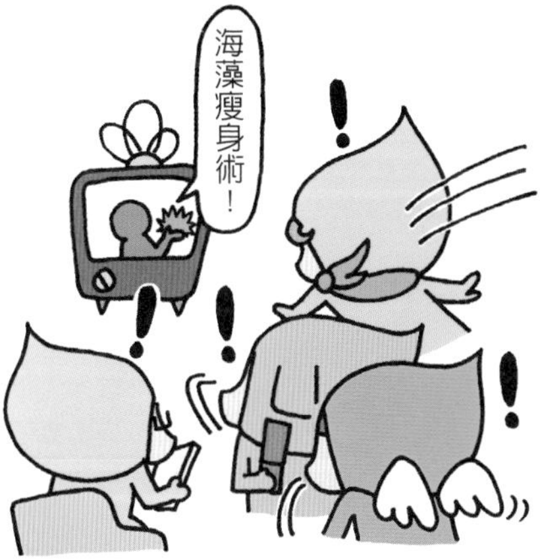
海藻瘦身術！

即使採取相同的瘦身術……

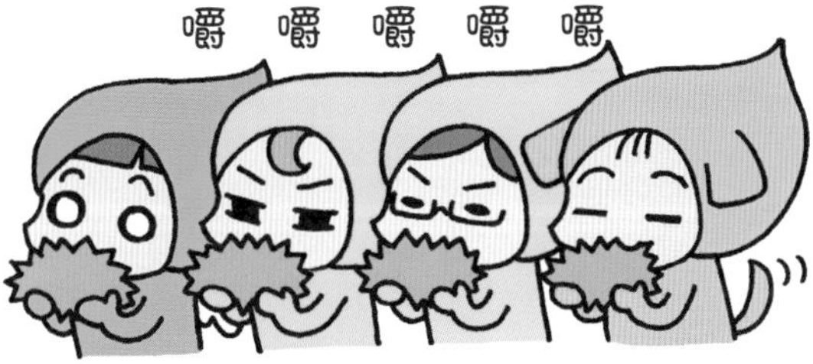
嚼 嚼 嚼 嚼 嚼

有人瘦了，也有人無效。

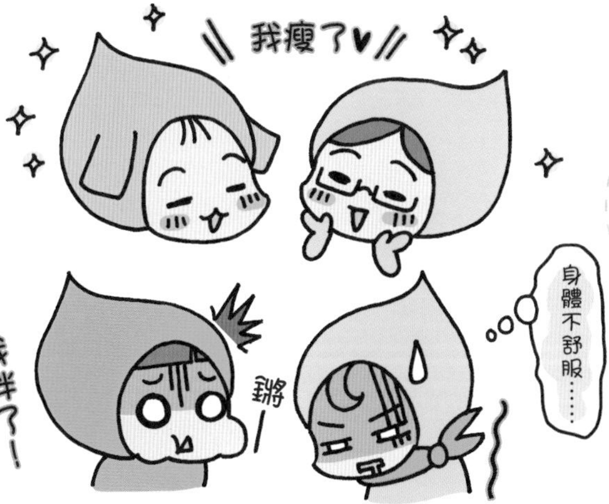
我瘦了♥
我胖了！
鏘！
身體不舒服……

掌握關鍵的是食物中所含的「凝集素」

食材是否適合血型，取決於食物中常見的單一性蛋白質——凝集素，它決定了食材會成為「養分」，或者成為「毒藥」。

西元一八八八年，凝集素從可以作成蓖麻油等的原料——蓖麻籽中被發現。若是將萃取自蓖麻籽的成分和血液混合，凝集素就會發揮漿糊般的功能，使紅血球與紅血球凝集，導致血液凝集。進一步研究發現，**這種凝集反應會依各種血型而定，有的時候會發生，有的時候不會發生。**

大部分的食物中都含有凝集素，分成幾種。其中，若是大量攝取不適合自己的血型、會成為「毒藥」的凝集素，血液中的紅血球與紅血球就會凝集，產生凝集反應，血液會變得濃稠，因此容易囤積脂肪，引發浮腫、疲勞等身體不適的症狀。此外，如果血液中的中性脂肪、壞膽固醇等過度增加，血液循環不良，嚴重時會變成脂肪附著在血管壁的狀態，也可能變成「脂質異常症」，引發動脈硬化等。

如果攝取適合自己血型的凝集素，血液清澈的話，體內的所有細胞就會充分獲得適合自己身體的營養素。這麼一來，身體就會緊實，肌膚也會變得漂亮。

每種血型都有適合、不適合的凝集素！

不適合的凝集素會成為肥胖的元凶

舉例來說，香蕉的凝集素適合 B 型的體質，但不適合 A 型和 AB 型。雞肉的凝集素適合 A 型，但不適合 B 型；咖啡的凝集素適合 A 型、AB 型，但不適合 O 型。含有適合凝集素的食材會提高身體的代謝率，所以不容易胖，而含有不適合凝集素的食材會妨礙身體的機能，成為肥胖的原因。

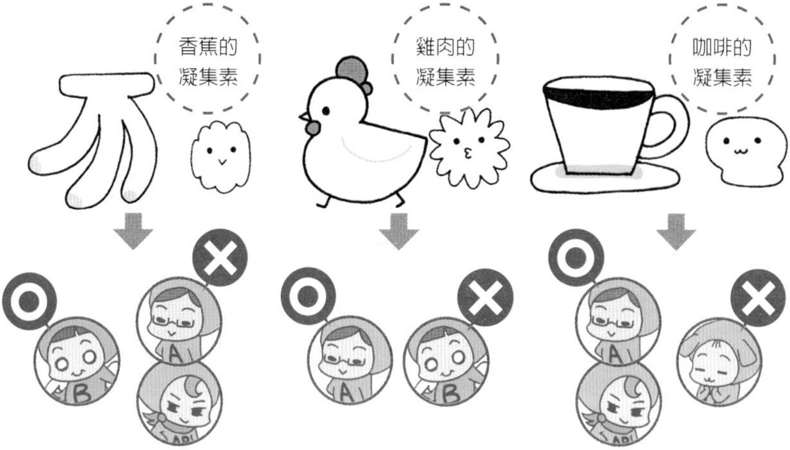

體質不適合的食物約占整體飲食量的 2 ～ 3 成

基本上，平常即使攝取不適合體質的食物，比例適當就不會有問題。舉例來說，如果平常吃 5 成「適合體質的食物」，就多吃 1 到 2 成，而如果平常吃 5 成「不適合體質的食物」，就少吃 1 到 2 成。一週內攝取「適合體質的食物」和「不適合體質的食物」的比例，請以 7 比 3 或 8 比 2 為準。

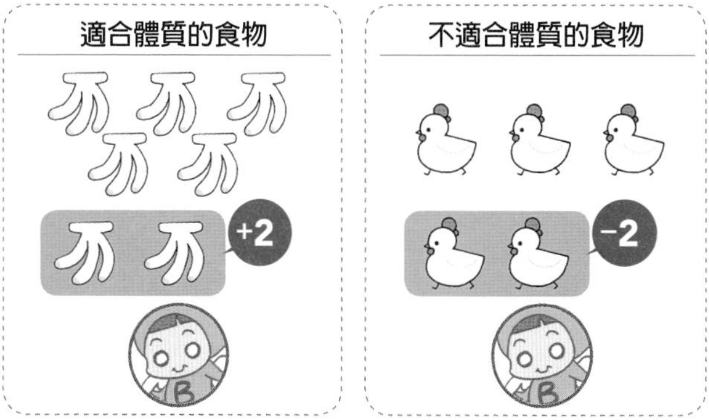

詳見 P28

理論 3

你做的運動，其實並不適合你？

瞭解血型的「性質」，才能有效率地瘦下來

若能持續符合體質的飲食生活，血液的質自然就會提高，因此血流漸漸變得順暢，體內的細胞活化，排出多餘的脂肪。如果再加上運動，瘦身效果就會加倍。

世上充斥著許多被視為對瘦身有效的「○○運動」。儘管電視上強力宣傳某藝人是因此瘦下來的，那種方法也不見得對所有人都有效。為了塑造比例均衡、漂亮又健康的身體，**在選擇適合體質的食物同時，加上適合自己血型的運動也很重要**。

畢竟，運動也會依血型的性質而定，有適合和不適合的運動。A型適合舒適的運動、B型適合有益身心的運動、O型適合艱辛的訓練，AB型適合能夠放鬆的有氧運動。做對運動才會特別有效。除了飲食之外，敬請實踐適合自己血型的運動。

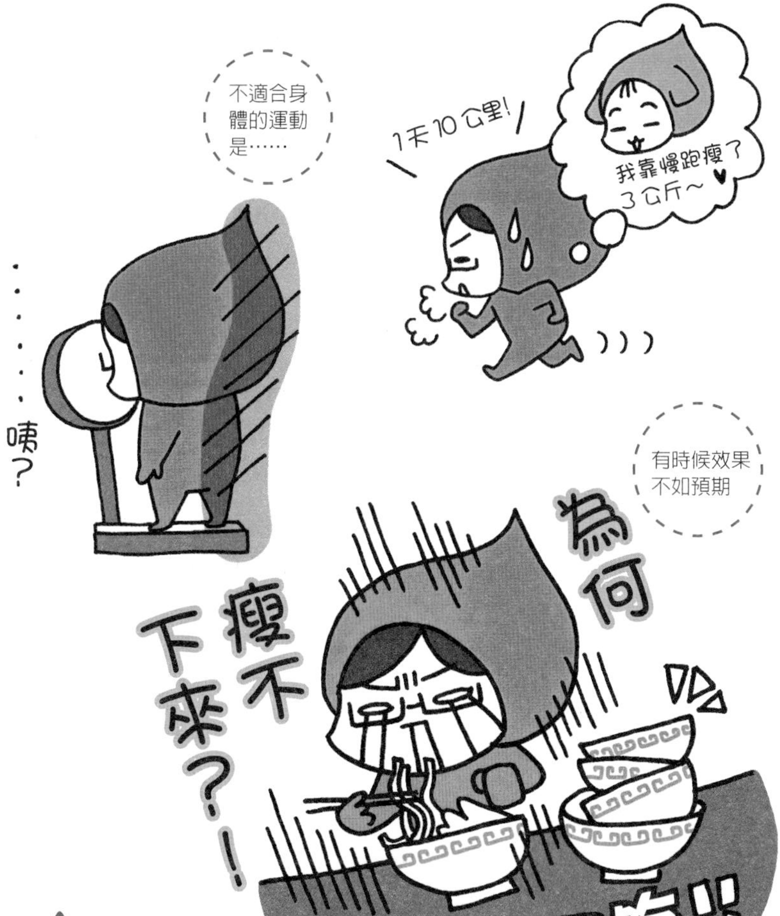
不適合身體的運動是……
……咦？
1天10公里！
我靠慢跑瘦了3公斤～
有時候效果不如預期
為何瘦不下來？！
狂——吃!!

詳見 P72

運動效果也會依血型而有所不同

舉例來說，A 型的人即使每天早上做慢跑幾公里的劇烈訓練，往往也不見成效。因為「農耕民族」的A型腸胃敏感，身體容易累積壓力，而且個性認真，有過度努力的趨勢，所以艱辛的運動反而會對身體造成負擔。同樣地，其他血型也有適合與不適合的運動。

「血型瘦身術」的優點

1. 有許多食材可以吃，所以不會感覺痛苦！

如果完全不能吃喜歡的食物，持續再久也只會感到痛苦，瘦身就無法持久。「血型瘦身術」中，沒有絕對不能吃的食物。能夠吃各種食物，享受吃的樂趣，所以不會感覺痛苦，能夠持之以恆。

2. 不僅體重下降，還能塑造理想的體形！

如果採取只是減少飲食量的瘦身術，即使體重下降，也不見得能夠形成比例均衡的美麗身體線條。若是採取從體內促進代謝的「血型瘦身術」，身體線條也會變得緊實，接近理想的體形。

3. 飲食均衡，能使身心健康！

即使吃了一點對身體不好的食物，接下來幾天的飲食以對身體有益的食物為主即可！透過均衡地改善每天的飲食內容，自然會變得心情愉悅，身心越來越健康。

4. 不必勉強自己就能瘦下來，所以不會復胖！

不必想吃什麼卻強迫自己克制，所以不會產生壓力，能夠在不勉強自己的情況下變瘦。不同於只是減少攝取熱量的瘦身術，不會因為補償心理而吃太多，所以不用擔心會復胖。

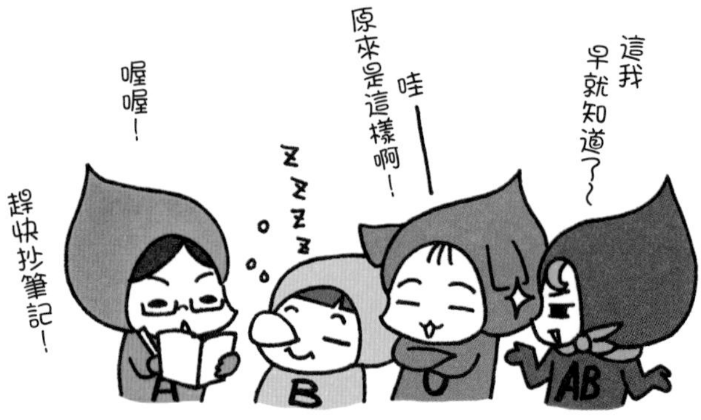

趕快抄筆記！
喔喔！
A
Z Z Z Z
B
原來是這樣啊！
哇——
O
這我早就知道了～
AB

2

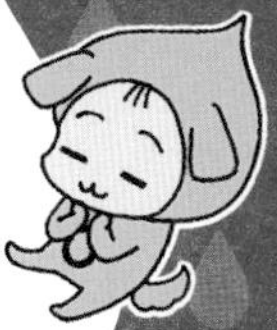

O 型小將的基本知識

A、B、O、AB 型擁有不同的祖先，基本的體質和個性也不一樣。為了更有效率地瘦身，首先要掌握自己的身體和心理的特徵。

check!!

概略分析O型小將

O 型屬於狩獵民族，是精力充沛的行動派。
具有吃肉化為身體能量的能力。
瘦身成功的重點就是「吃肉」。

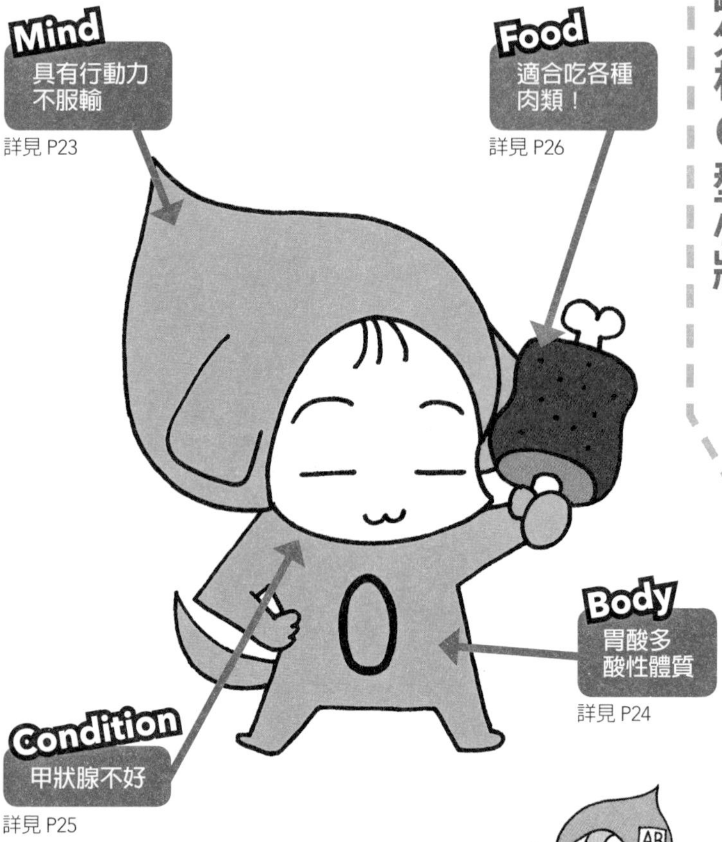

Mind
具有行動力
不服輸
詳見 P23
Food
適合吃各種
肉類！
詳見 P26
O
Body
胃酸多
酸性體質
詳見 P24
Condition
甲狀腺不好
詳見 P25

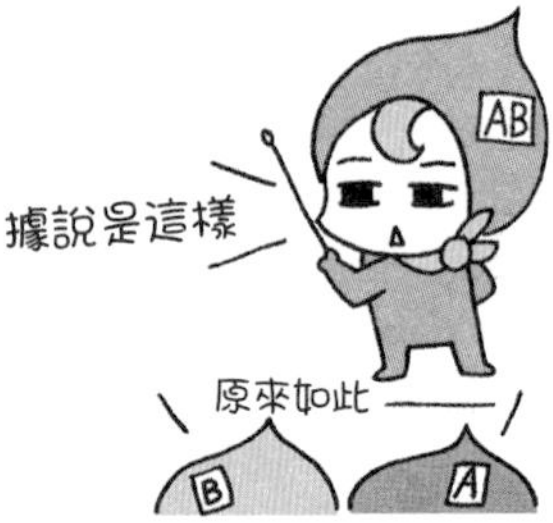

基本知識 1

O型小將是這樣的人

首先，重新回顧自己的血型性格、身體特徵、身體狀態以及心性。檢查覺得對的項目！

Q：O型小將是什麼樣的性格？

A：精力充沛且好奇心旺盛！

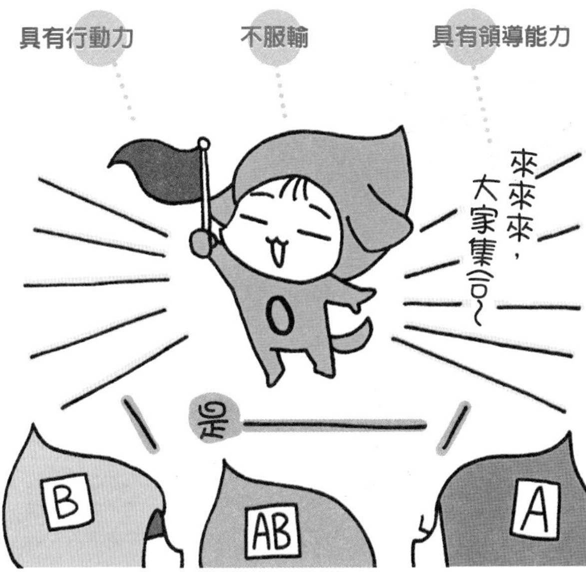
具有行動力
不服輸
具有領導能力
來來來，大家集合～
O
是
B
AB
A

朝目標勇往直前，不服輸的性格

O型的祖先是狩獵民族，生性勇敢、精力充沛，而且充滿行動力。人格特質是不服輸，具有強烈的自我主張，但是另一方面則相當重感情。

此外，O型具有在狩獵生活中培養出來的決斷能力和求生意志，所以在團體中能夠發揮領導能力。同時，O型會專注於一個目標，為了達成目標，全力以赴。然而，一旦失去目標，O型通常就會失去幹勁，注意力渙散。

Q：O型小將的身體特徵是？
A：吃肉也不容易胖！

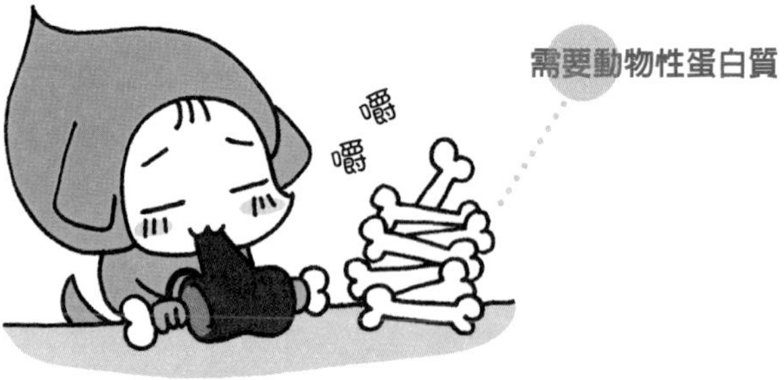
嚼
嚼
需要動物性蛋白質

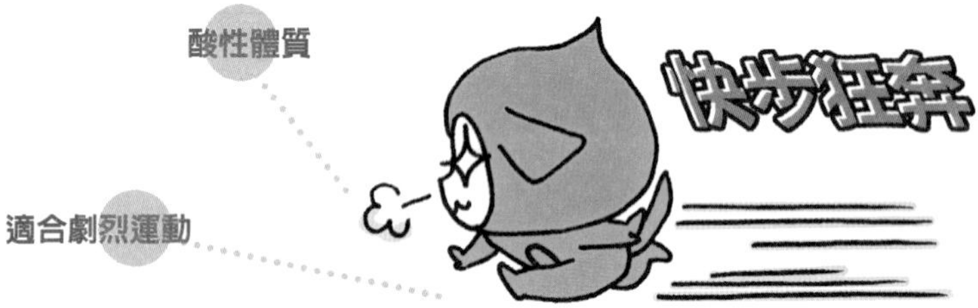
酸性體質
適合劇烈運動
快步狂奔

O型屬於狩獵民族，多吃肉有益健康

O型繼承了「狩獵民族」的特性，能夠直接生吃獵捕到的野獸，將牠的肉化為自己的養分，形成結實的身體。因此，消化系統和免疫系統強，適合以肉類為主的飲食生活，特性和A型正好相反。O型的體質擅長吸收肉類所含的動物性蛋白質，所以吃肉也不容易胖。此外，因為原本就是酸性體質，所以吃酸性的肉類，對於調理身體、達到均衡非常重要。

此外，O型原本就具有非常強壯的身體，所以是適合劇烈運動的體質。

Q：O型小將特別需要注意的身體狀況是？

A：注意胃酸分泌過多及甲狀腺方面的疾病。

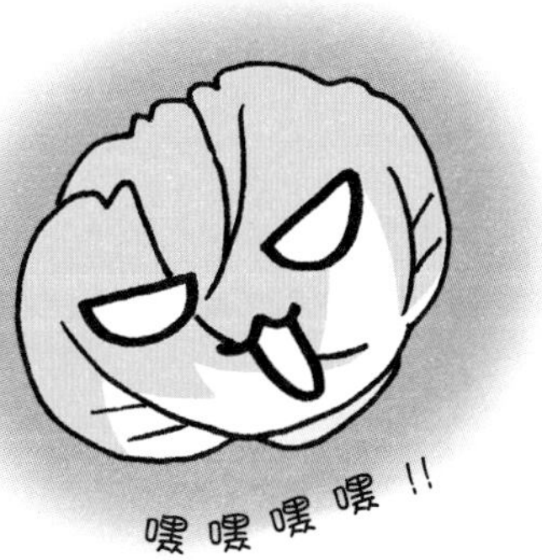

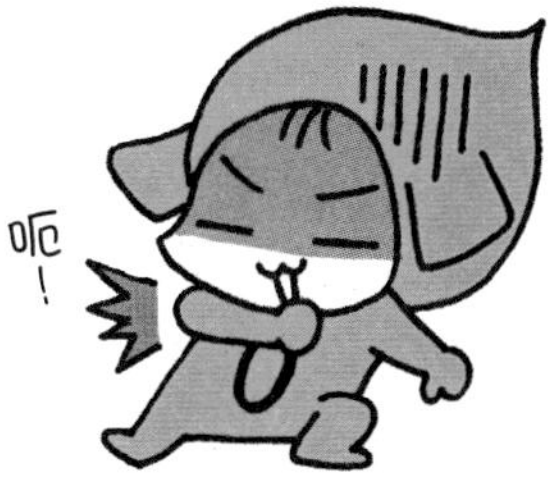

容易罹患這種疾病！

- 胃潰瘍
- 逆流性食道炎
- 代謝不全
- 甲狀腺機能低下症

胃酸過多容易致病；要注意甲狀腺的疾病

O型的消化系統強，但原本就屬胃酸多的體質，所以若是胃酸過多，胃壁容易發炎，或者容易形成胃潰瘍。

O型的免疫力非常強，雖然不容易因病毒而引起感染症，但是容易引發代謝不全，或罹患出汗異常等代謝疾病。

此外，O型具有「越運動、越有活力」的強健身體。但是，因為甲狀腺荷爾蒙分泌少，無法充分產生碘，所以要避免高麗菜等妨礙甲狀腺荷爾蒙分泌的食材。

基本知識 2

O型小將的飲食指南

「血型瘦身術」的重點在於入口的食物。在合理的範圍內，選擇不容易發胖的食材，是邁向成功的第一步。

Q：O型小將的飲食特徵是？

A：肉類為能量來源的肉食主義者。

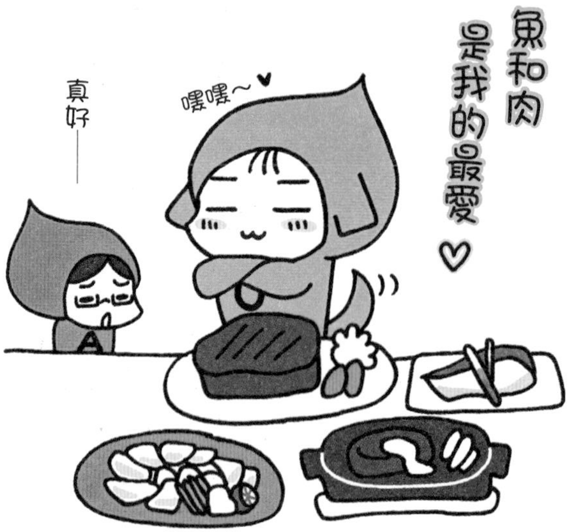

肉是蛋白質來源，海鮮對身體好

對於O型來說，肉是能量的來源。尤其是脂肪少的瘦肉，會提高代謝率。此外，肝臟富含許多維生素B，具有促進O型代謝的作用，羊肉、羔羊肉也適合O型的體質。

不過，豬肉不太適合吃肉的O型。此外，火腿和培根等加工食品也含有許多化學添加物，即便是擁有強健身體的O型，也無法好好消化。

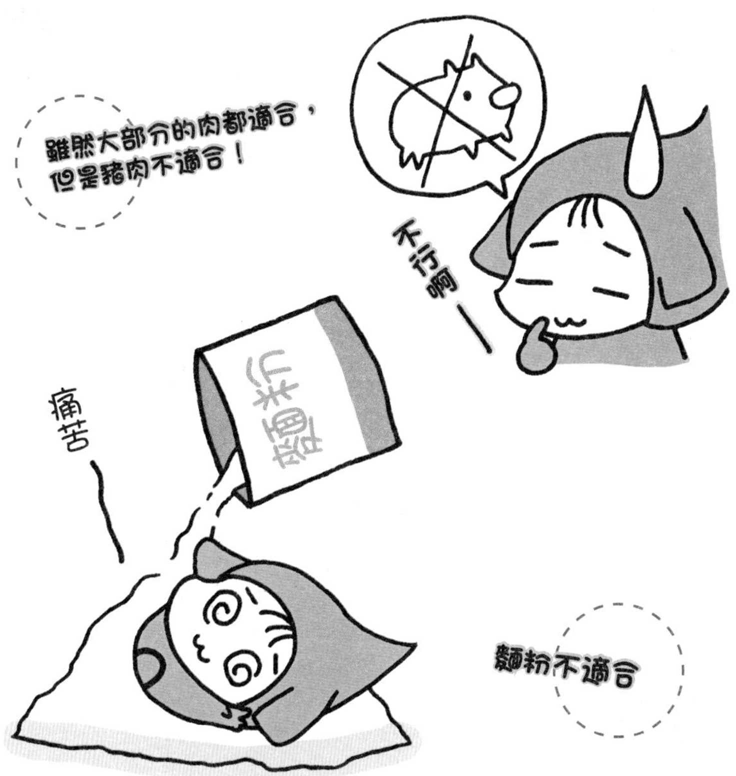
雖然大部分的肉都適合，
但是豬肉不適合！
不行啊——
麵粉
痛苦——
麵粉不適合

穀類、乳製品不適合，要注意別吃太多

此外，海鮮對於O型而言，也是促進甲狀腺荷爾蒙分泌的珍貴蛋白質來源。

另一方面，O型為了避免肥胖，要注意盡量避免穀類、乳製品、豆類（紅豆除外）。O型不擅長分解乳糖，所以乳製品幾乎都不適合。

再者，以小麥的麥芽和全麥為原料製成的麥麩所含的凝集素，會妨礙O型的胰島素代謝，降低將熱量轉變成能量的機能。尤其是義大利麵、麵包、烏龍麵、拉麵等，千萬要注意別吃太多。

基本知識

3 適合與不適合的食材

容易發胖、不容易發胖的食材會依血型而有所不同。如果注意選擇適合身體的食材，就能提高瘦身效果！

Bad! O型小將「易發胖」的蔬菜

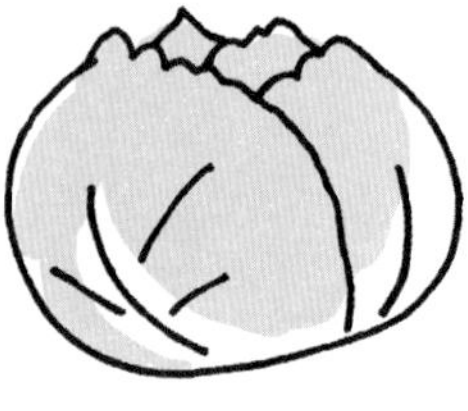

特別注意

高麗菜、高麗菜芽

油菜類的蔬菜會導致甲狀腺機能障礙。

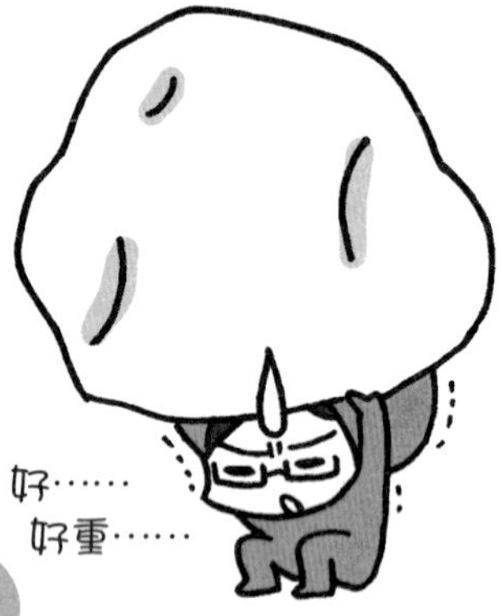

馬鈴薯

凝集素會累積在關節周圍的組織，容易引發關節炎等。

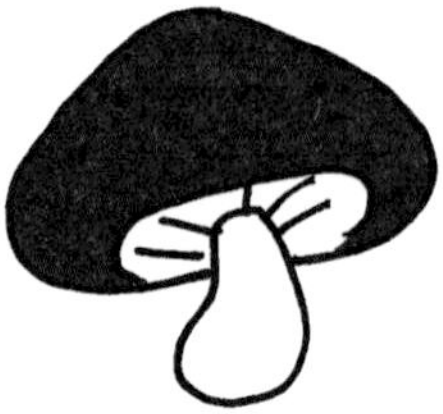

特別注意

香菇

對於O型而言，是容易引發過敏的食材。

有些蔬菜是疾病的元凶，要注意攝取量

其實，有許多蔬菜不適合O型小將。舉例來說，玉米所含的凝集素會妨礙胰島素的機能，恐怕會導致糖尿病和肥胖。此外，高麗菜、花椰菜等油菜類的蔬菜是容易造成甲狀腺機能障礙的元凶。

希望以肉食為主的O型小將，在平常的飲食生活中巧妙地攝取蔬菜，並留意不適合的蔬菜。

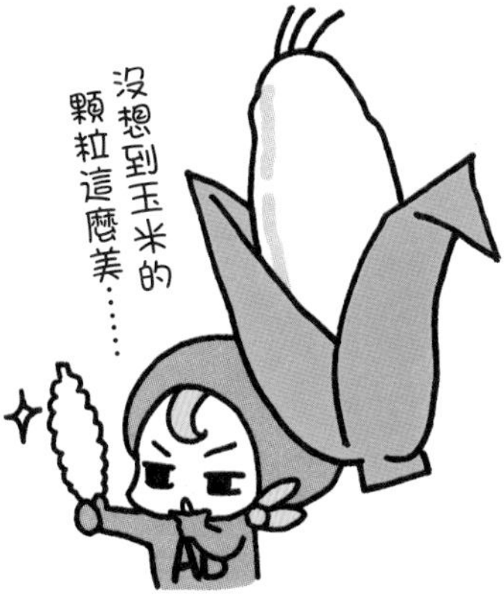
沒想到玉米的顆粒這麼美……

茄子

和馬鈴薯一樣，凝集素會累積在關節周圍，容易引發關節炎等。

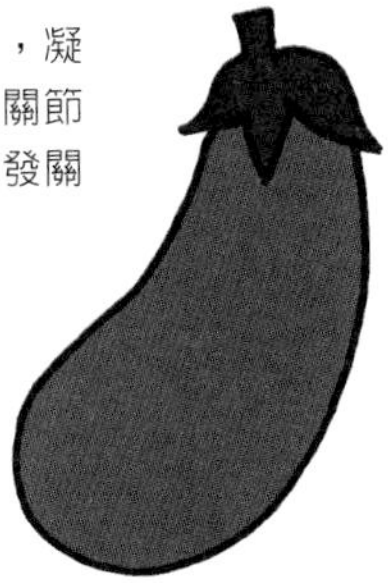

玉米

含有妨礙胰島素分泌的有害凝集素。

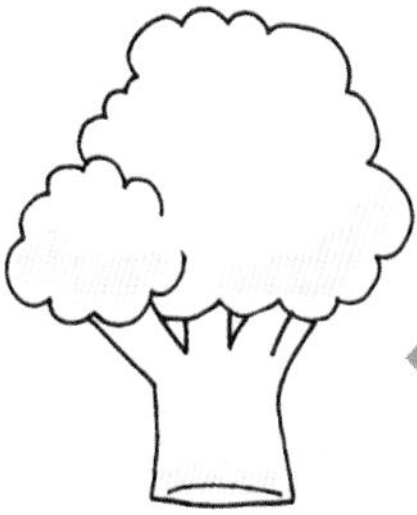

花椰菜

具有妨礙甲狀腺機能的作用，所以是不適合 O 型的食材。

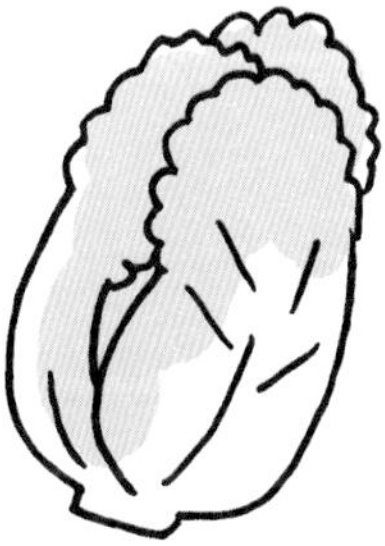

白菜

油菜類的白菜會誘發 O 型小將身上的甲狀腺機能障礙。

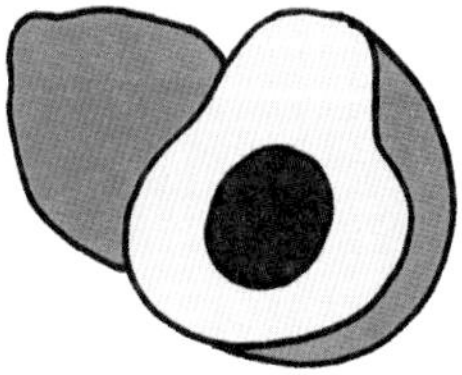

酪梨

營養價值高，但含有不適合 O 型的凝集素。

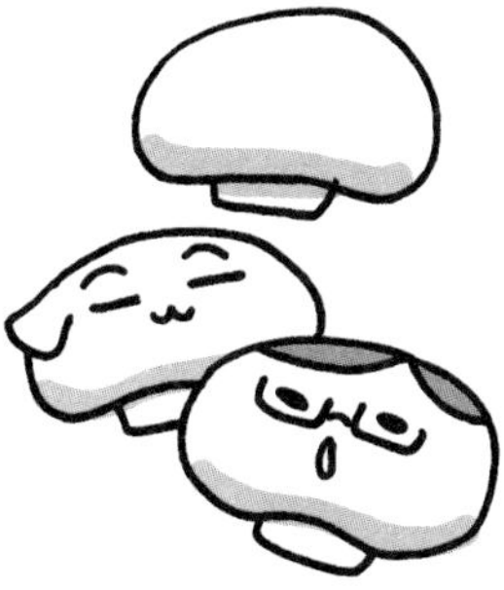

蘑菇

對於 O 型而言，容易導致過敏反應。

O型小將

「不易發胖」的蔬菜

特別推薦

青花菜

黃綠色蔬菜當中，特別能夠提高O型代謝率的蔬菜。

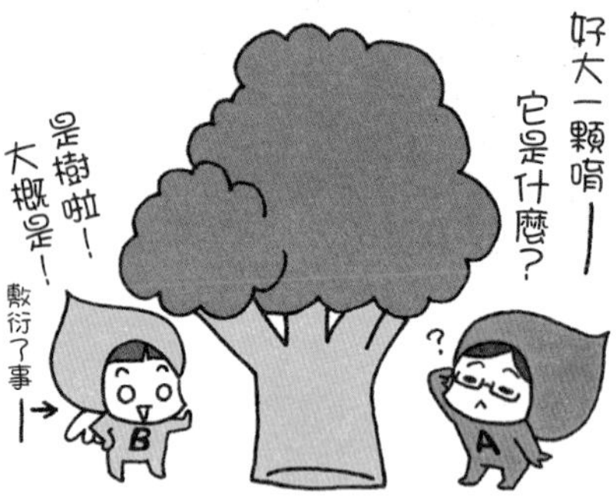

好大一顆唷——
它是什麼？
是樹啦！
大概是！
敷衍了事
B
A

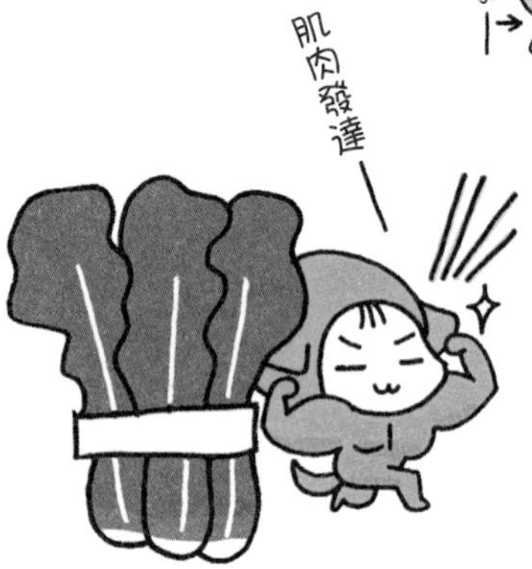

肌肉發達——

菠菜

建議和肉一起吃，會提高代謝率。

記得和肉一起吃能提高代謝率的蔬菜

為了提高身體的代謝率，O型少不了肉類，可搭配蔬菜一起吃，均衡攝取營養很重要。適度食用肉和蔬菜，能夠調理易偏酸性體質的O型身體。

建議和肉一起吃的蔬菜是青花菜和菠菜。它們是會提高O型代謝率的蔬菜，所以請在每天的飲食生活中，積極地攝取它們。此外，洋香菜會協助腸胃正常運作。

此外，在台灣的土壤中生長的食材，適合台灣人的身體。吃蔬菜的時候，建議盡量選擇國產的有機蔬菜。

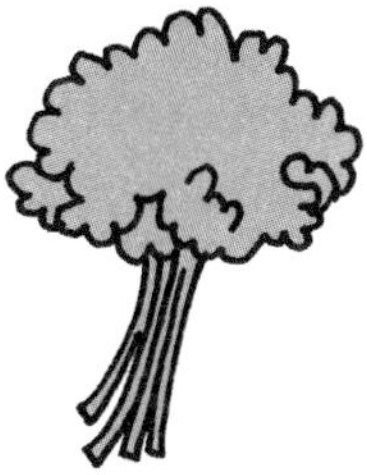

洋香菜

有助於消化肉和油等。也具有消毒的效果。

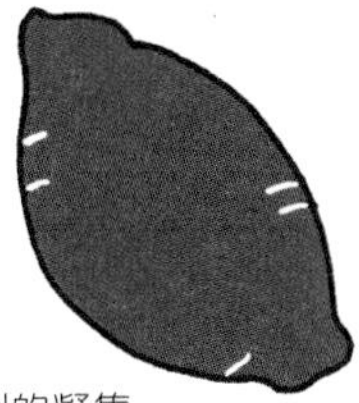

地瓜

含有適合 O 型的凝集素，即使加熱也不會破壞它的維生素 C。

大蒜

堪稱天然抗生素的食材。和肉也很搭。

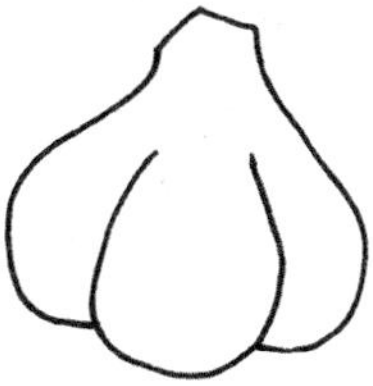

南瓜

具有抗氧化作用，能夠提高免疫力，所以具有高度抗病毒性疾病的功效。

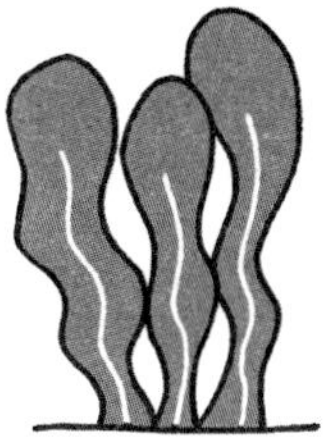

海藻

富含膳食纖維和礦物質，而且熱量低，最適合瘦身。

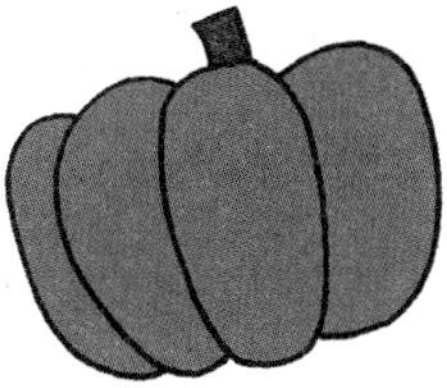

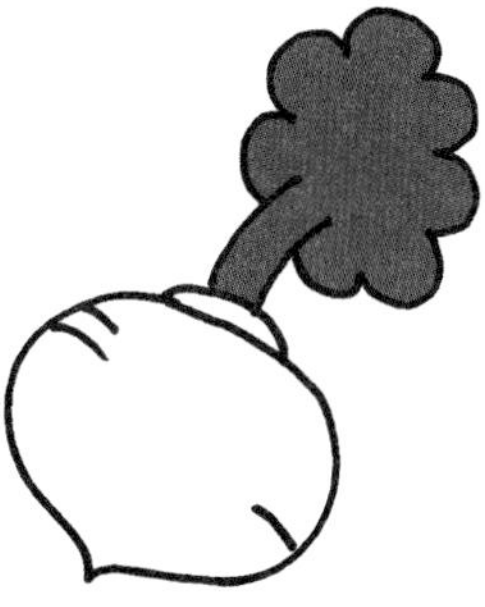

蕪菁

葉子比根含有更多鈣質和鐵質，具有抗氧化作用。

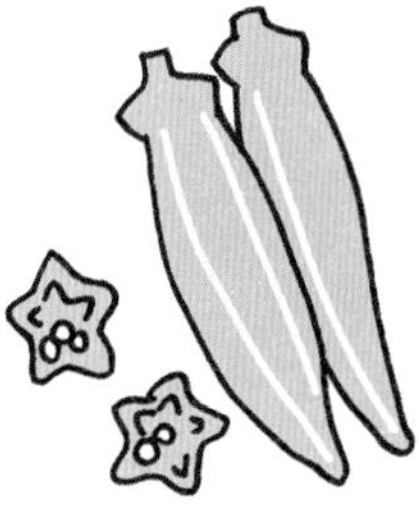

秋葵

除了抗氧化作用之外，黏液還具有降低膽固醇的功效。

Bad! O型小將
「易發胖」的魚類／肉類

特別注意

➡ 豬肉

豬肉不太適合吃肉的O型。

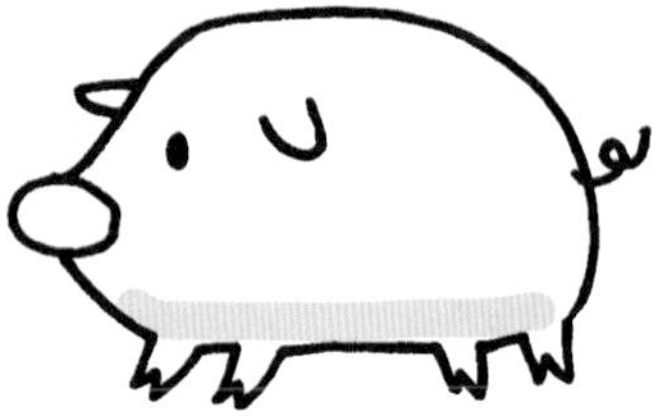

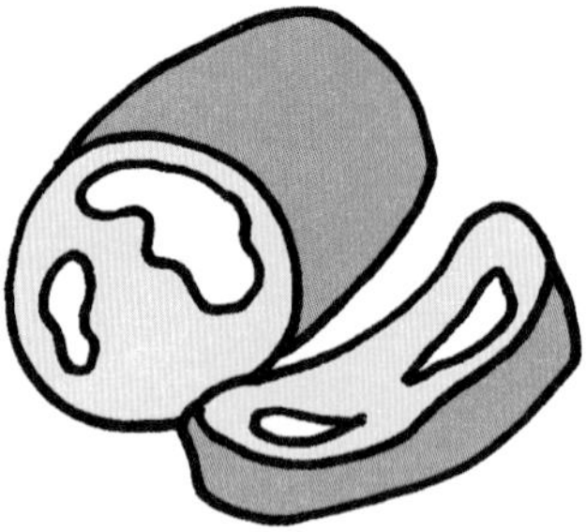

特別注意

⬅ 培根／火腿

肉類加工食品含有許多化學添加物，要盡量避免。

必須避免豬肉和火腿，也要注意魚子醬

O型適合吃肉，但豬肉不太適合。此外，火腿和培根等肉類加工食品含有作為保色劑的亞硝酸鹽，以及用來提高保水性、提升口感的磷鹽酸等，若是攝取過量，恐怕會阻礙鈣質吸收，對身體造成不良影響。儘管O型擁有強健的身體，也無法好好消化化學添加物，所以請盡量避免。

此外，海鮮當中，燻鮭魚、章魚、梭魚、螺、魚子醬含有不適合O型的凝集素，請注意不要吃太多。

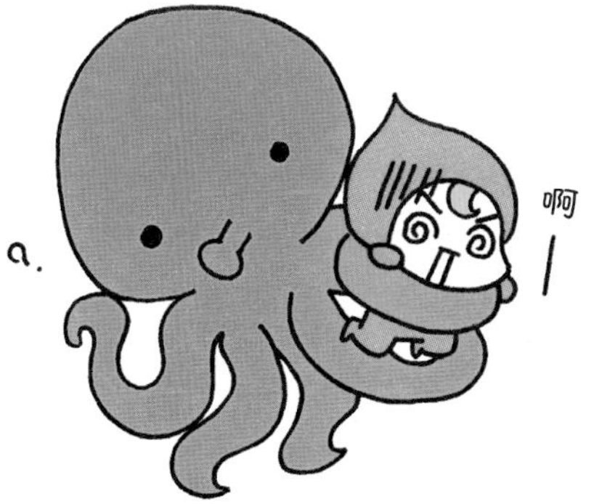

章魚

含有不利 O 型的凝集素和多胺，所以要注意。

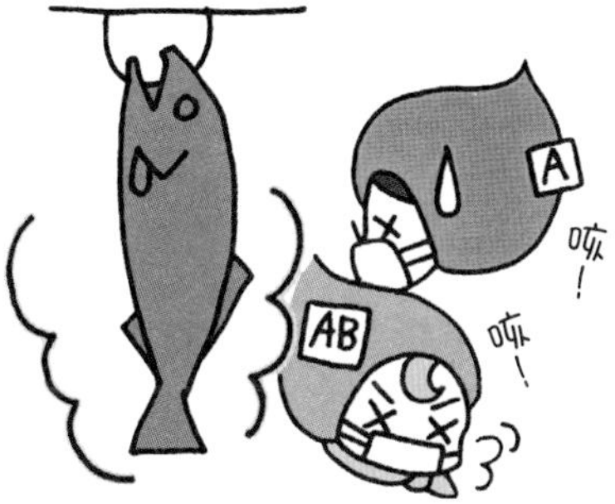

燻鮭魚

經過燻製，會產生生鮭魚所沒有的凝集素。

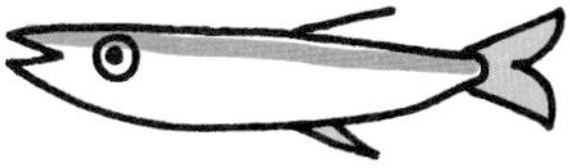

梭魚

產季是油脂增加之前的夏季。低脂肪又健康，但不適合 O 型。

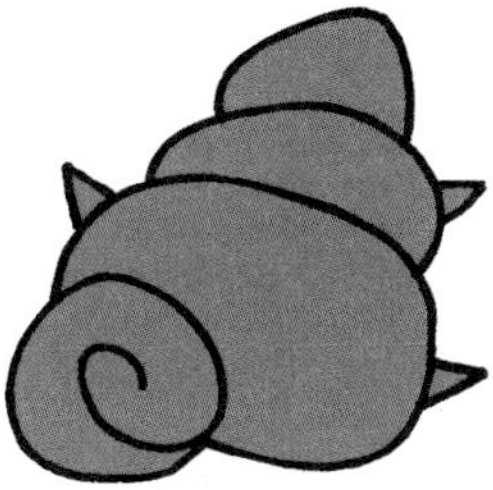

螺

貝類當中，特別不適合 O 型體質的貝類，所以最好避免。

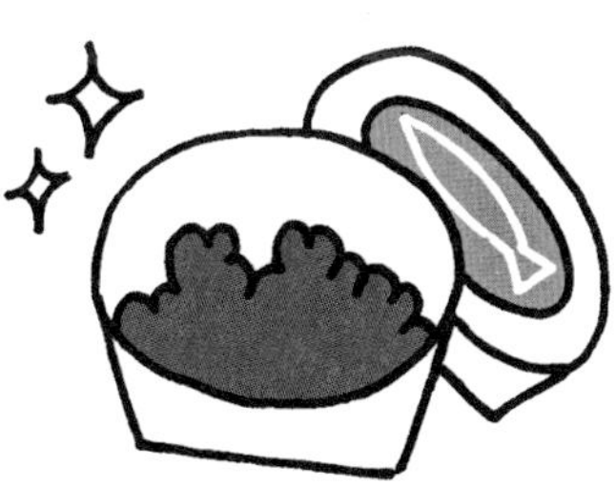

魚子醬

甲狀腺的機能會變得不穩定，代謝率下降，所以容易變胖。

Good!

O型小將

「不易發胖」的魚類／肉類

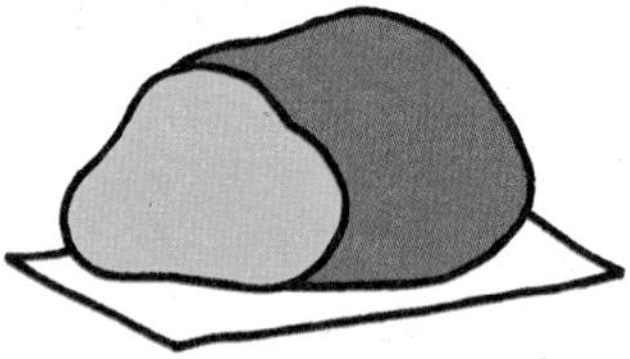

特別推薦

牛肉（瘦肉）

比起高級的霜降牛肉，脂肪少的瘦肉比較好。

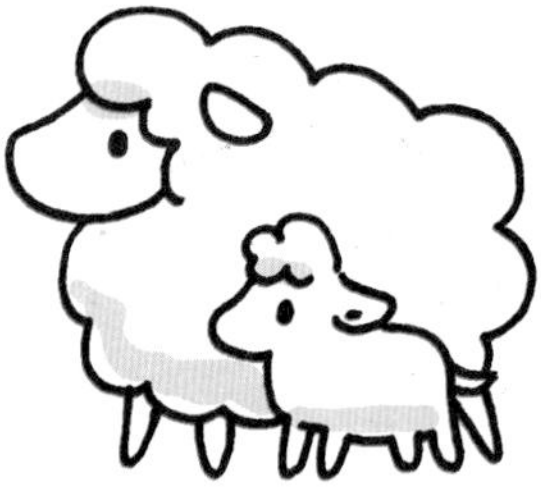

羊肉／羔羊肉

羊肉適合O型的體質。也推薦蒙古烤肉。

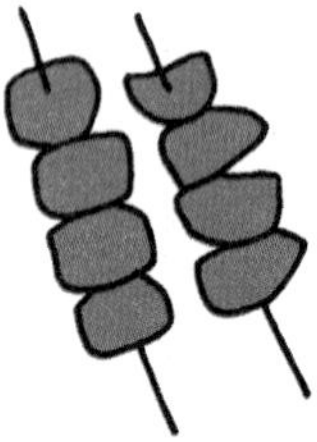

肝臟／心臟

肝臟富含維生素B，心臟也能夠提高身體的機能。

最好選吃牛肉的瘦肉，也要大量攝取海鮮

對於O型而言，肉類是提高身體代謝率、最適合O型的食材。特別適合的是牛肉的瘦肉。羊肉也很適合O型的體質。此外，肝臟和心臟也具有提高身體機能的功效。

在鐵網上火烤的燒肉是很推薦O型的料理方式。邊烤邊去除多餘的油脂，搭配蔬菜一起吃效果更好。

此外，海鮮是僅次於肉類的蛋白質來源。對於甲狀腺不好的O型而言，魚是會帶給身體好處的珍貴食材。記得要積極地攝取。

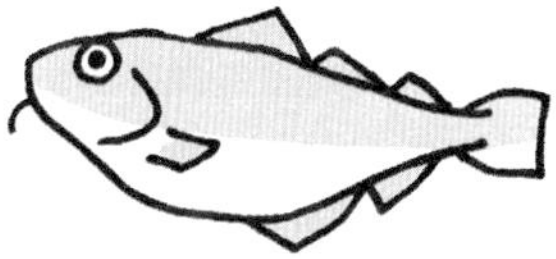

鱈魚

富含 DHA 和 EPA 等對身體有益的魚油。建議放進火鍋煮。

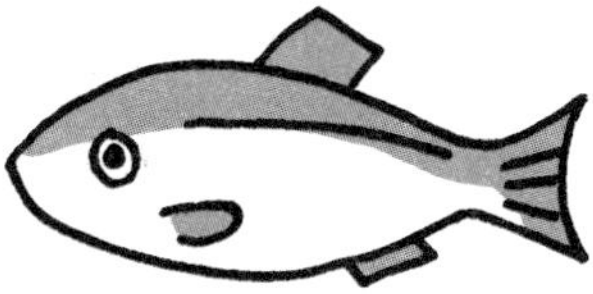

鯡魚

鯡魚的產季是冬季，對於 O 型而言，是推薦的蛋白質來源。

金眼鯛

富含有效預防高血壓的鈣質、蛋白質、礦物質。

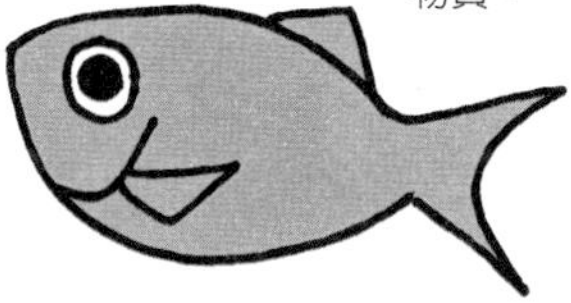

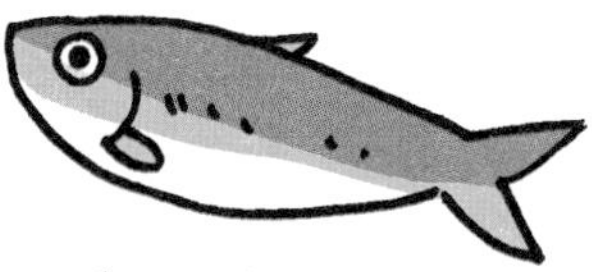

沙丁魚

碘能夠調理甲狀腺的機能，促進代謝，對於瘦身有幫助。

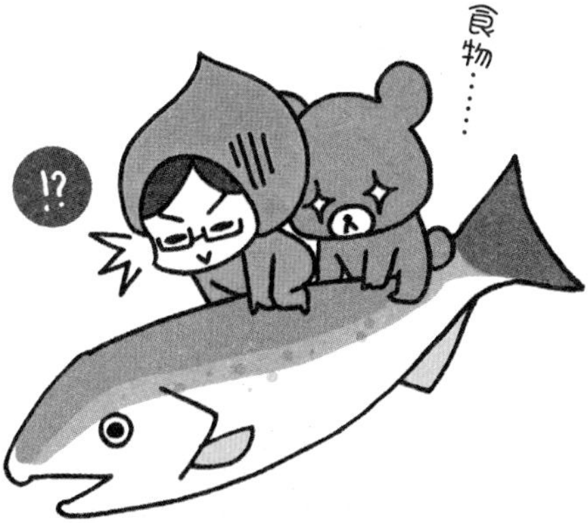

鮭魚

油脂肥美的鮭魚富含不飽和脂肪酸，所以具有清血的功效。

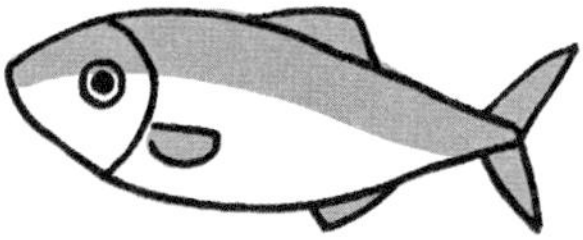

鯖魚

在北海捕獲的鯖魚，油脂越肥美，越適合 O 型。

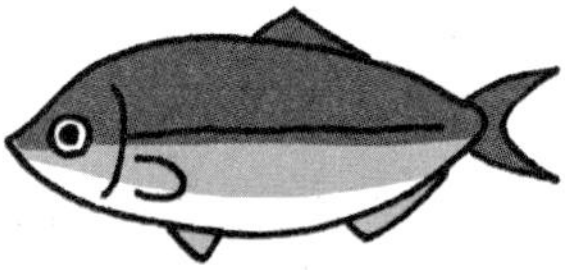

鰤魚

青魚之王。富含提高大腦和神經機能的 DHA 和 EPA。

Bad! O型小將
「易發胖」的穀類

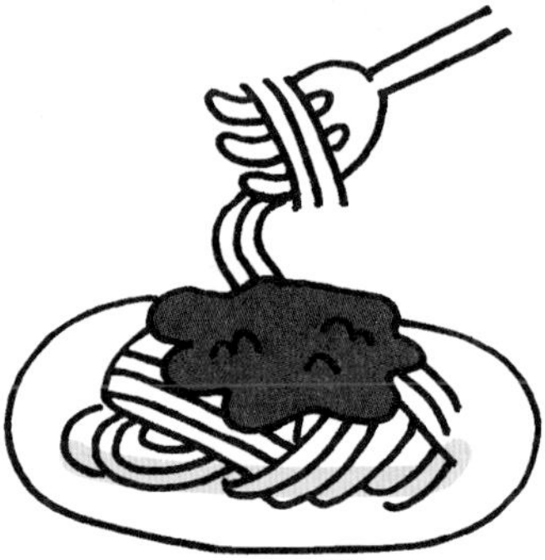

義大利麵
麵粉摻水的麥麩是瘦身的敵人。

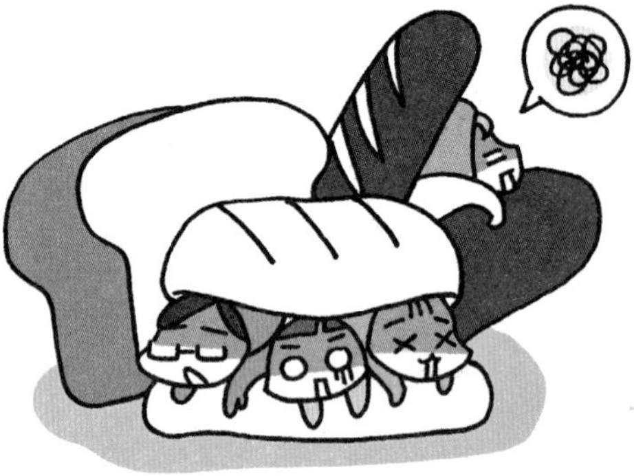

麵包
注意不要吃太多使用麥麩製成的麵包。

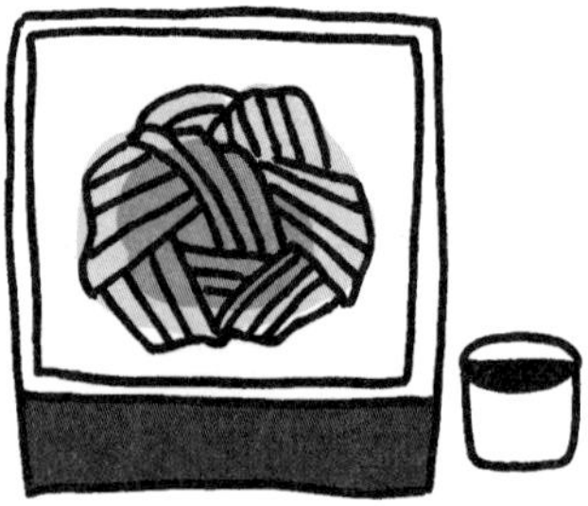

蕎麥麵
蕎麥麵除了不好消化之外，有時也含有麵粉。

Good! O型小將
「不易發胖」的穀類

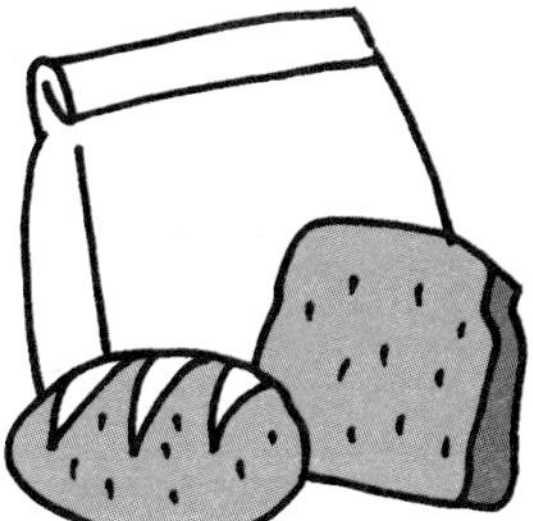

黑麥
O型雖然不適合吃所有穀物，但黑麥麵包是可以吃的代表性食品。

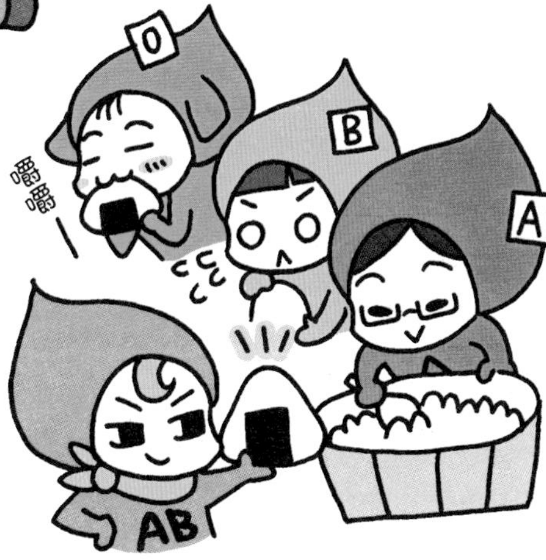

白飯
其實適度攝取白飯，對於瘦身有效。

麥麩會導致O型肥胖，注意別吃太多

穀類和麵類不適合O型的體質。舉例來說，麵粉摻水製成的麥麩會降低將熱量轉變成能量的機能。因此，若是攝取過量，O型的身體就會囤積脂肪。尤其是麵包還加了牛奶，會降低O型身體的代謝率，所以請充分注意，不要把麵包當作點心吃太多。

此外，基於一樣的理由，也不建議吃義大利麵。O型小將請特別避免天使髮絲麵和奶油醬汁義大利麵。比起麵包和義大利麵，白飯更適合O型。

Bad!

O型小將「易發胖」的水果

草莓

富含酸的草莓，不適合O型。

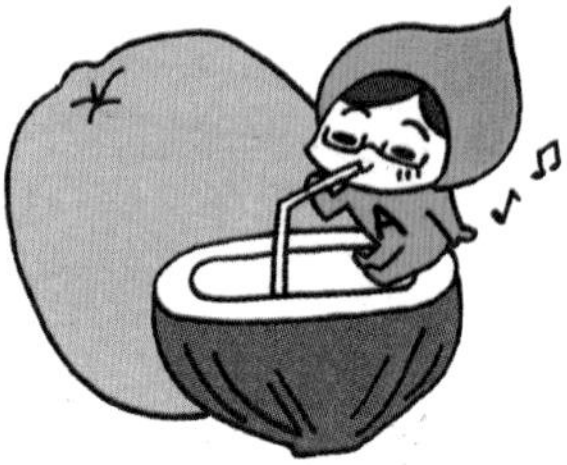

椰子

O型的身體容易產生過度反應。最好也避免含有椰子油的食品。

哈密瓜

富含O型會過敏反應的菌類。

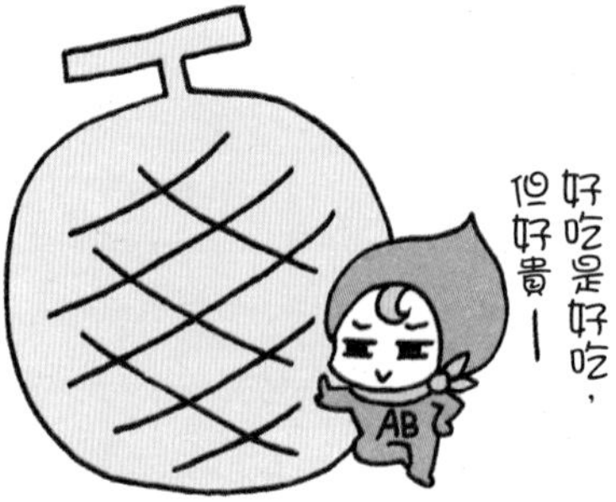

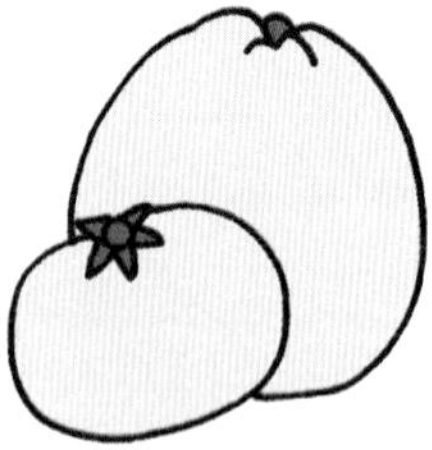

橘子／柳丁

O型的體質不適合吃酸性強的柑橘類。

選擇鹼性的水果，避免酸性的水果

O型小將要少吃穀類、麵類，多吃水果。水果富含纖維、維生素、礦物質等重要的營養素，會帶給O型極多好處。

舉例來說，李子、梅子、無花果會使消化器官變成鹼性，有助於偏酸性的O型體質。然而，即使一樣是鹼性的水果，哈密瓜因為含有許多不適合O型的菌類，所以並不建議食用。

此外，柳丁、橘子、草莓等富含酸的水果，也不適合O型的體質，所以要盡量節制。

Good! O型小將「不易發胖」的水果

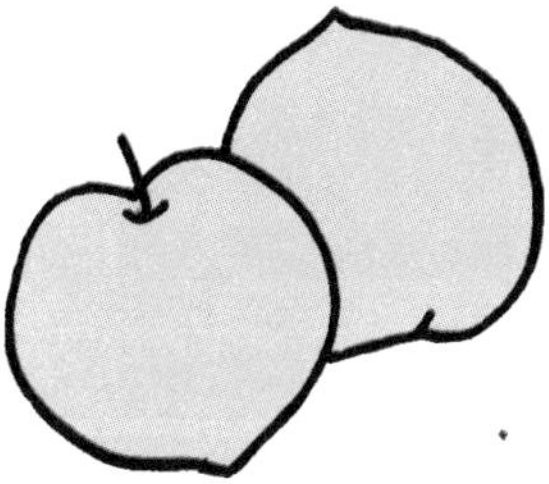

梅子
一樣會使身體變鹼性的水果，適合O型的體質。

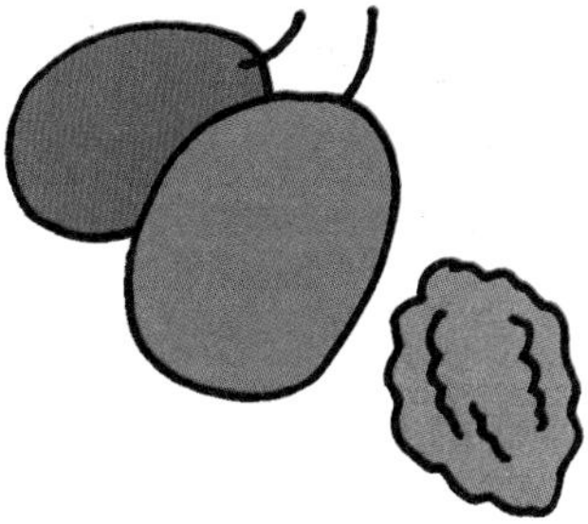

李子
具有使消化器官變鹼性的作用，有益O型的身體。

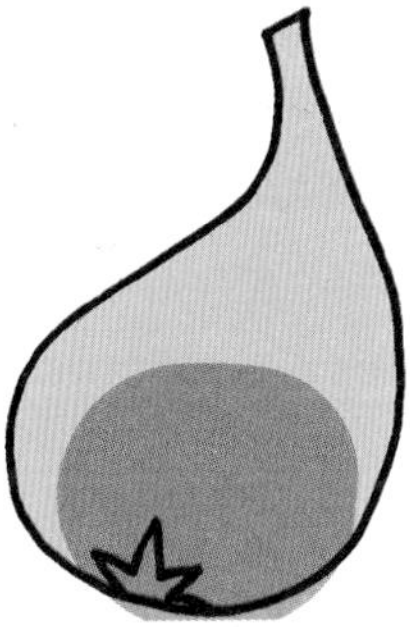

無花果
具有有助於O型消化的功效。

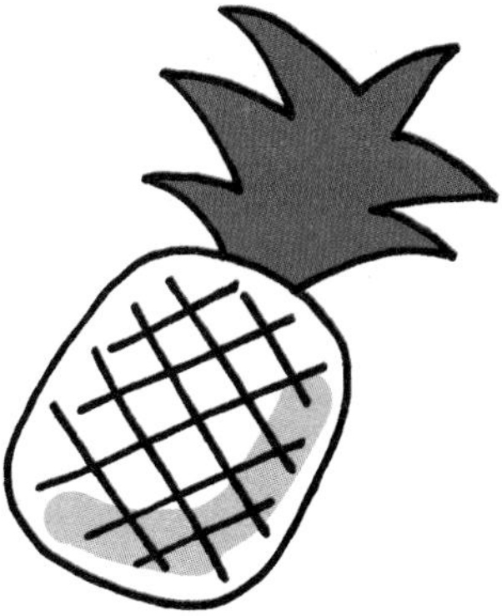

鳳梨
防止浮腫，有助於消化的水果。

Bad!

O 型小將「易發胖」的雞蛋／乳製品

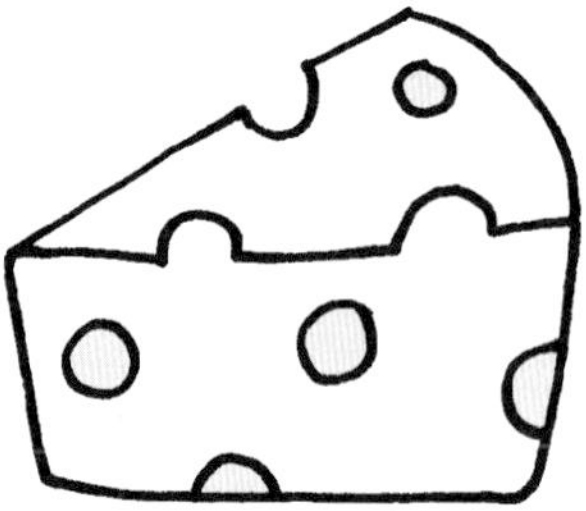

↑ **起司**

各種種類都不適合 O 型的體質，所以要節制。

↓ **牛奶**

O 型的體質無法好好分解乳糖，所以不適合喝牛奶。

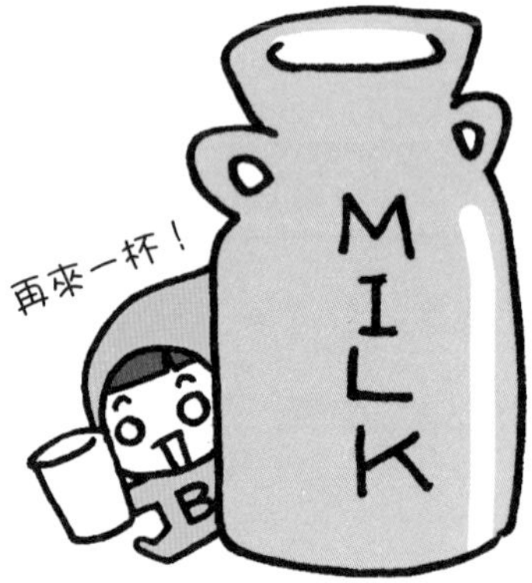

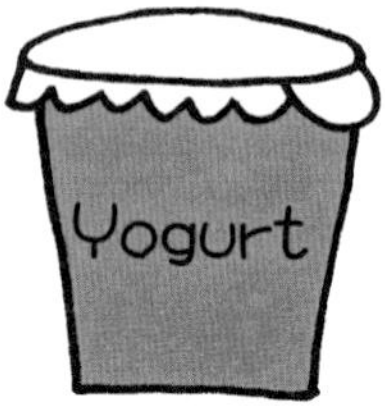

↑ **優格**

一般認為是健康食品的優格也不適合 O 型的體質。

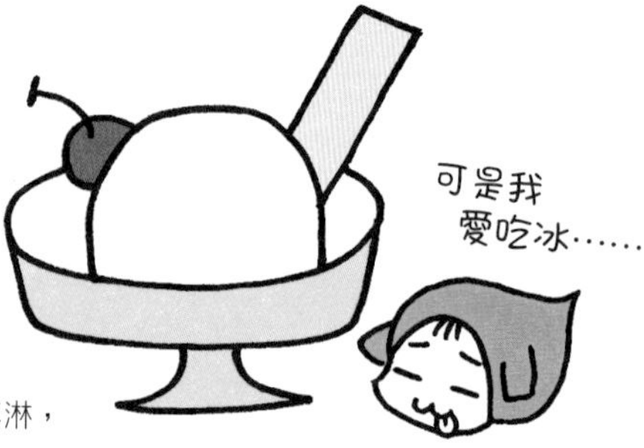

→ **冰淇淋**

比起乳製品的冰淇淋，要選擇冰沙。

O型小將
「不易發胖」的雞蛋／乳製品

Good!

奶油

O型不適合吃乳製品，但奶油是對身體比較無害的食品。

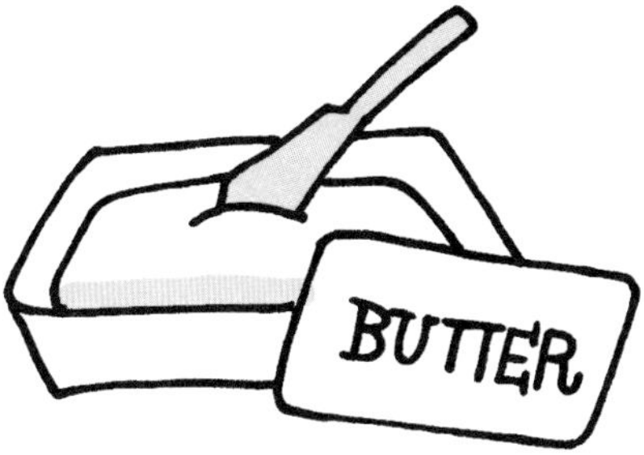

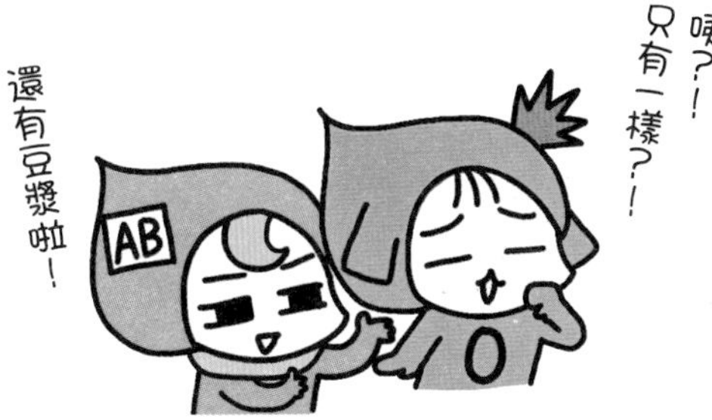

乳製品不適合，牛奶要以豆漿代替

O型的體質不習慣分解乳糖，所以幾乎所有乳製品都不適合。有人相信優格等乳製品對身體好，天天都吃，但對O型反而會造成負面影響。此外，用於各種料理的起司也是不適合O型身體的食品。

因此，O型小將請盡量選擇豆漿代替牛奶。鈣質也可以從營養補充品補給。蛋糕和泡芙等也使用了大量的牛奶和麵粉，如果真的要吃，必須在飯後吃，並且努力控制食用量。

Bad!

O型小將

「易發胖」的豆類／堅果類

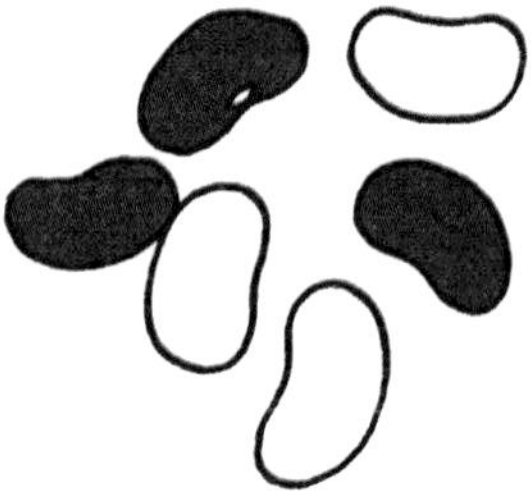

紅／白扁豆

具有妨礙能量消耗的作用。

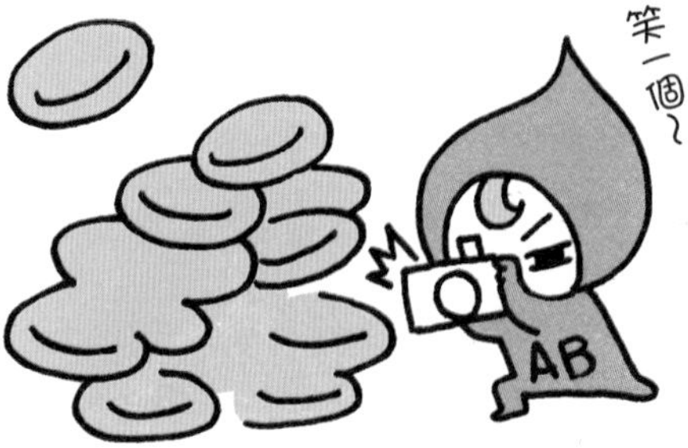

小扁豆

所含的凝集素不適合O型的體質。

O型無法消化豆類，但紅豆例外

O型小將基於先天的體質，無法好好消化豆類。而且豆類會妨礙肉類等其他食品所含的珍貴營養素的代謝。紅／白扁豆等就是代表性的豆類。

然而，唯獨亞洲人從以前就愛吃豆類，所以比其他人種更能消化豆類。舉例來說，和日本人的飲食生活關係密切的紅豆，也適合O型的體質，可說是不容易發胖的食材。因此，O型也能放心吃紅豆餅和紅豆湯等。

Good! O型小將
「不易發胖」的豆類／堅果類

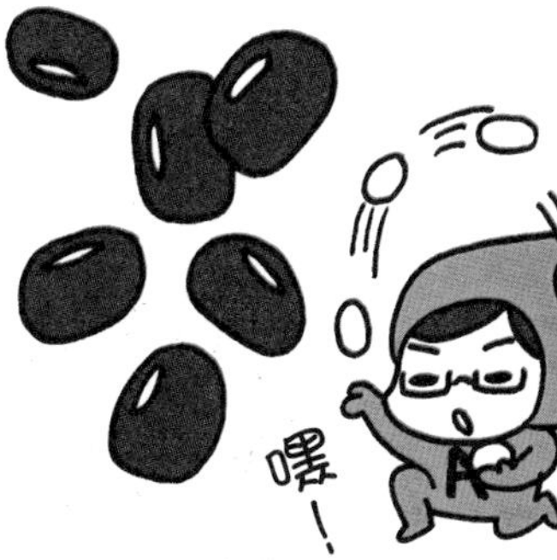

菜豆
O 型當中，特別適合亞洲人的食材。

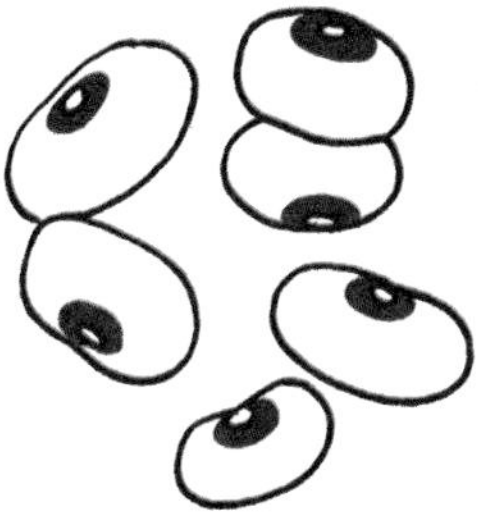

紅豆
豆類當中，最適合 O 型的代表性豆類。

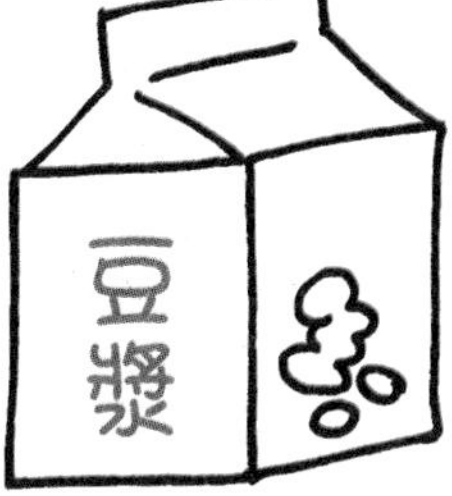

豆漿
建議作為牛奶的代用品。

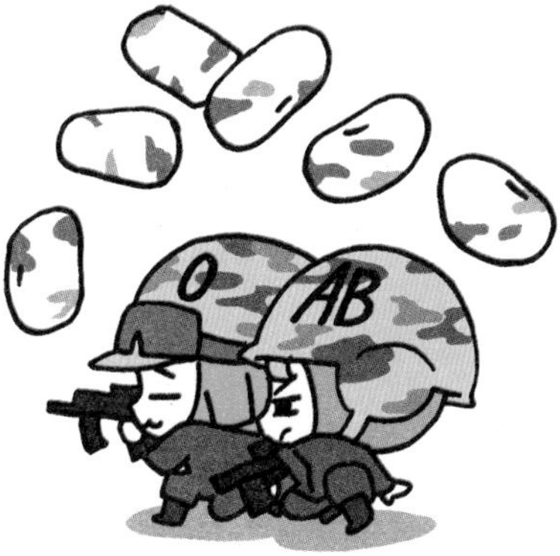

斑豆
富含維生素 B1 和 B2，適合燉煮食用。

Bad! O型小將
「易發胖」的油品／調味料

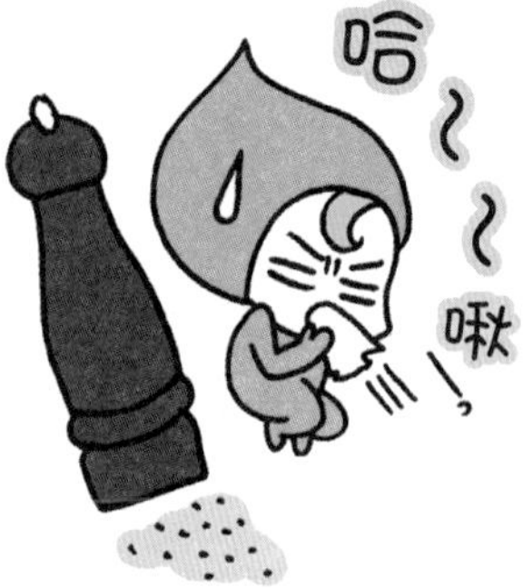

胡椒
黑胡椒和白胡椒都不適合O型，要節制。

玉米油
油品當中，特別不適合O型，凝集素也會帶來不良影響。

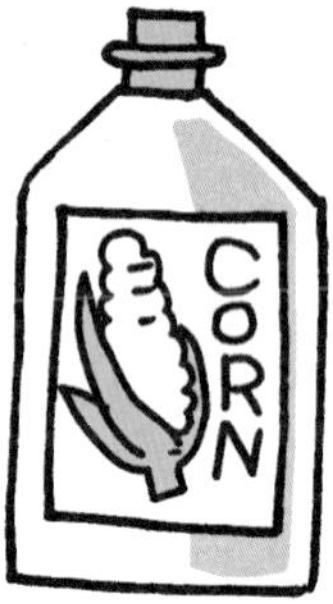

番茄醬
番茄沒有問題，但是番茄醬加了醋，所以要避免大量食用。

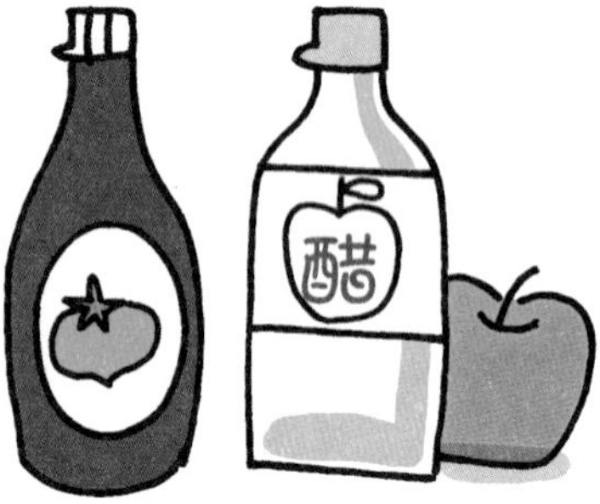

醋／蘋果醋
醋會刺激胃，所以不適合O型的體質。

油最好用橄欖油
調味料最好用咖哩粉

最適合O型身體的是橄欖油。玉米油、紅花油特別不適合O型。選擇乳瑪琳代替奶油時，請避免這幾種油。

至於調味料，建議O型使用咖哩粉。不過，市售的咖哩塊也加了許多麵粉，所以瘦身時，最好只是把咖哩粉當作調味粉使用。

除此之外，黑/白胡椒和醋也不適合O型的體質。而番茄醬也加了醋，所以要充分注意，別使用過量。

Good!

O型小將
「不易發胖」的油品／調味料

橄欖油

不會讓任何血型產生凝集反應的萬用油。

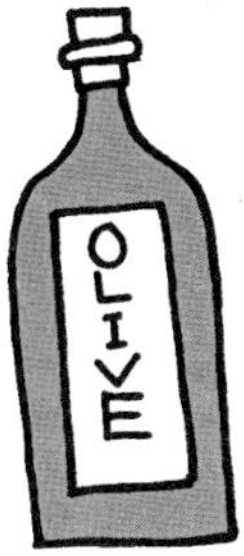

咖哩粉

會使細胞活化。
建議 O 型使用的調味料。

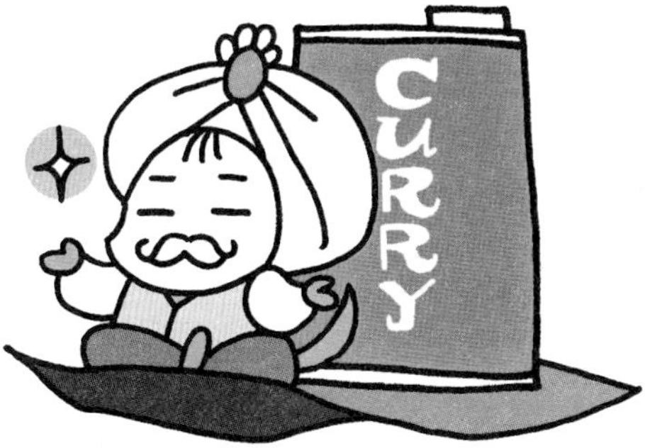

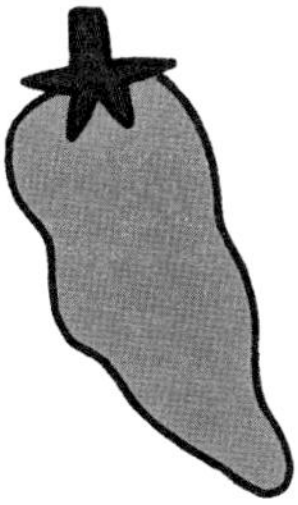

紅辣椒

O 型和具有提高體溫機能的辣椒很搭。

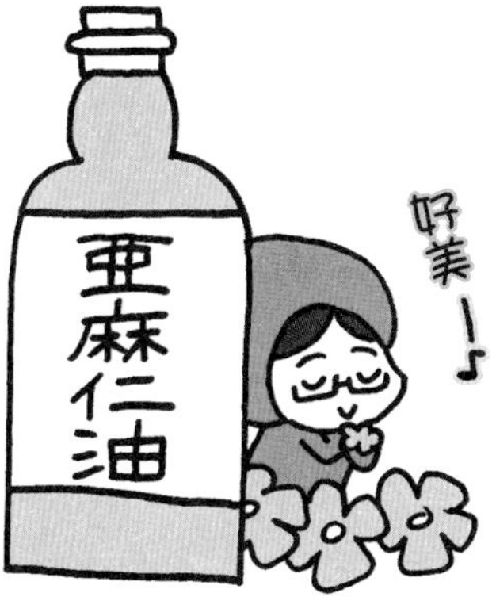

亞麻仁油

亞麻布的原料，以亞麻製成的油。又叫做亞麻籽油。

Bad! Ｏ型小將
「易發胖」的飲料／甜點

↓ 紅茶

和咖啡一樣，紅茶的凝集素也不太適合Ｏ型的體質，所以要節制。

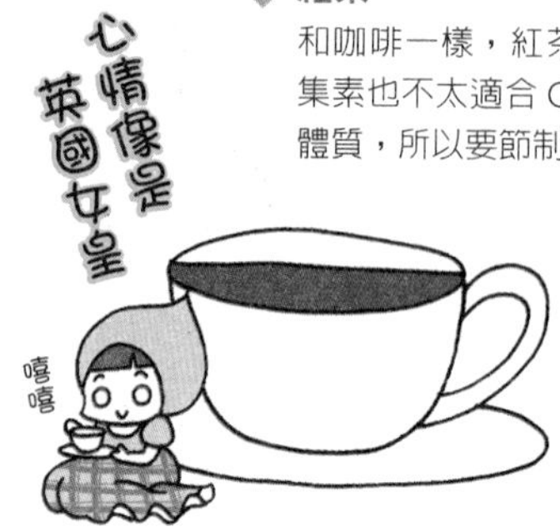
心情像是英國女皇
嘻嘻

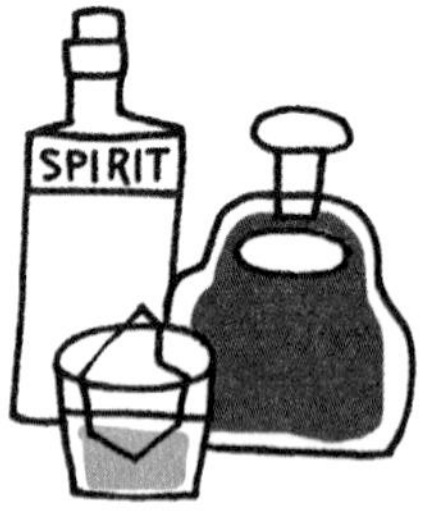
SPIRIT

↑ 蒸餾酒

燒酒、威士忌、伏特加、琴酒、萊姆酒等不適合Ｏ型的體質。

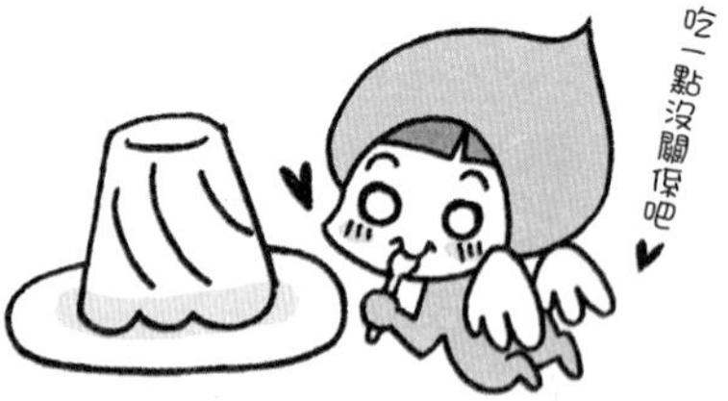
吃一點沒關係吧

↓ 咖啡

會使胃酸增加，所以最好避免。

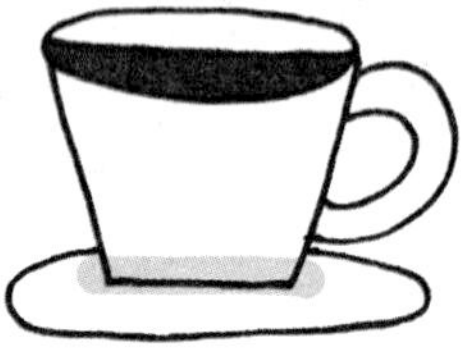

↑ 主要成分是牛奶的甜點

Ｏ型不適合吃乳製品，所以應該節制。

適合喝硬水或天然碳酸水，甜點要選擇米粉製品

Ｏ型的飲食生活是以動物性蛋白質為主，藉此獲得體質均衡。Ｏ型的體質偏酸性，所以適合喝硬水或天然碳酸水。不過，儘管具有Ｏ型的性質，也會受到生長環境的不少影響，所以最好喝當地的天然水，而不要喝國外的礦泉水。

此外，Ｏ型不適合吃乳製品和麵粉，一吃蛋糕或泡芙等甜點就會發胖。請注意甜點盡量不要吃牛奶製品，而是吃豆漿製品，盡量不要吃麵粉製品，而是吃米粉製品。

Good! O型小將
「不易發胖」的飲料／甜點

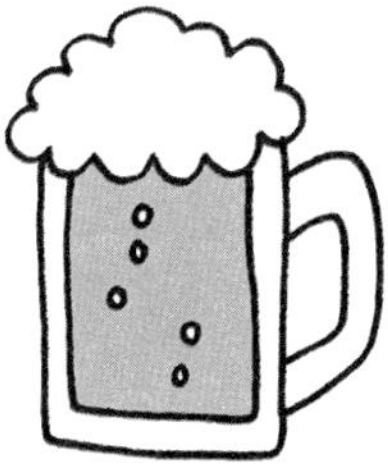

啤酒

適合O型的酒精飲料有限，但發酵碳酸類的啤酒OK。

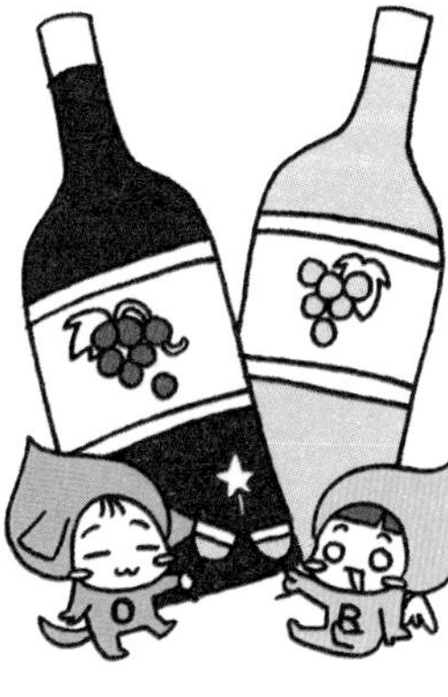

紅／白酒

紅／白酒都OK。最好選擇沒有添加抗氧化劑的產品。

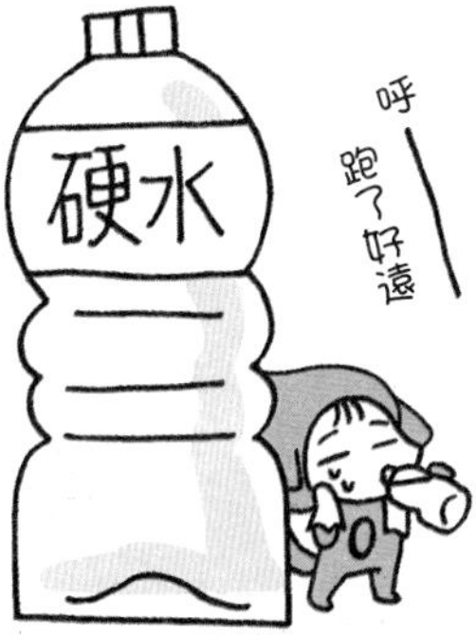

硬水

硬水適合體質偏酸性的O型。盡量選擇當地的天然水。

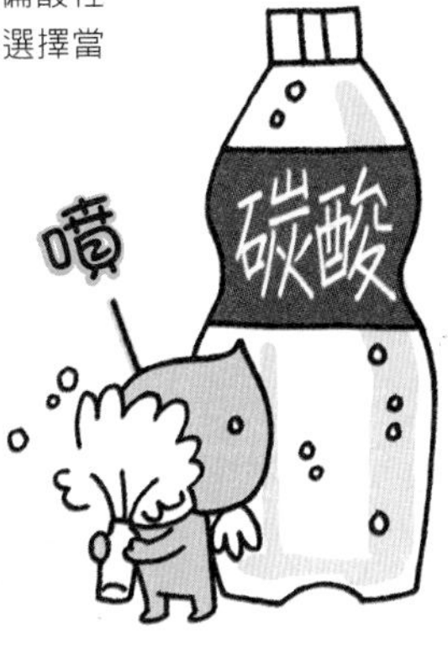

天然碳酸水

天然碳酸水比較適合O型的體質。

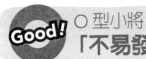

Column 1 血型的基本知識

血型如何決定？

自己的血型是取決於父母的血型組合。你知道一般所謂的 A 型，其實也分成 AA 型和 AO 型嗎？

- AA 或 AO →變成 A 型
- BB 或 BO →變成 B 型
- OO →變成 O 型
- AB →變成 AB 型

O 遇上 A、B 會變成隱性，所以如果父母是 AO、BO，就有可能生出 A、B、O、AB 所有血型的孩子。相反地，如果父母都是 OO，就只能生出 O 型的孩子。

血型遺傳的例子

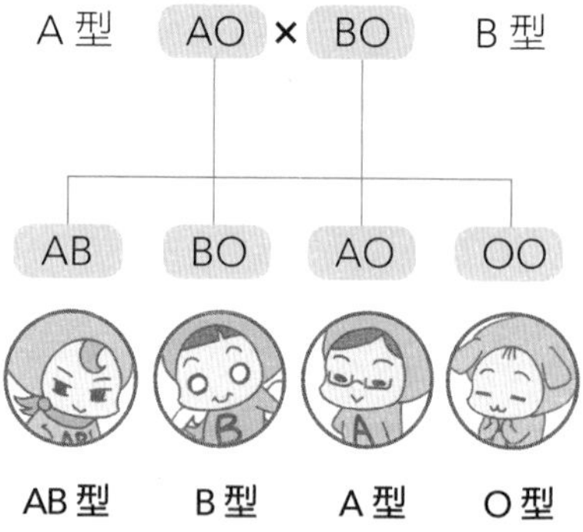

O 型受到眾人歡迎，但是……？

輸血的前提是血型要相同，但緊急時，如果不知道患者的血型，往往會暫時先輸 O 型的血液。因為 O 型遇上 A、B 型會變成隱性，所以輸血給所有血型都沒有產生排斥反應的危險性。然而，O 型本身只能接受同是 O 型的血液。

O 型能救 A 型……

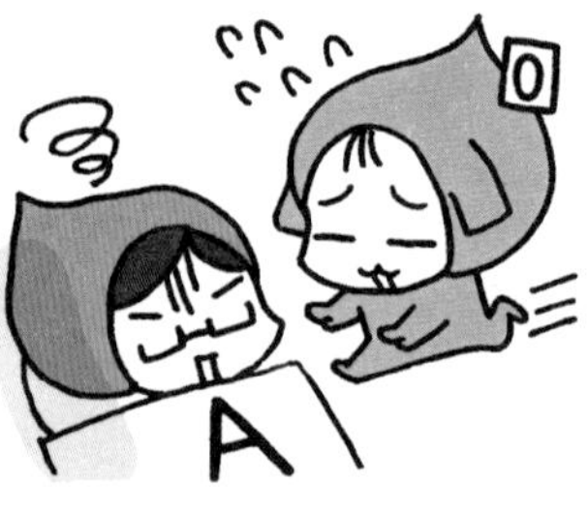

B、AB 型也能靠 O 型獲救……

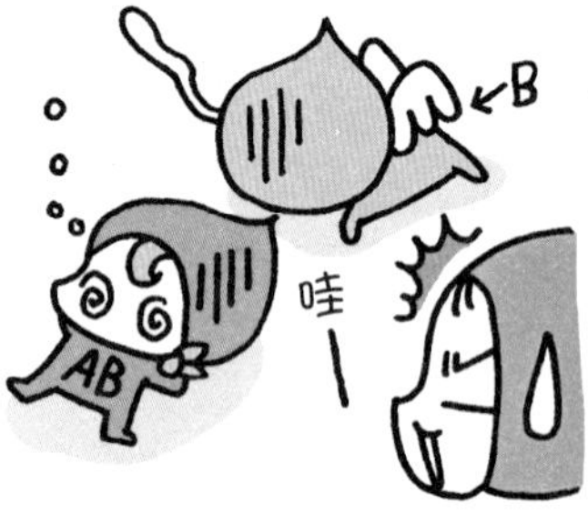

但 O 型性命垂危時，只有 O 型才救得了 O 型……

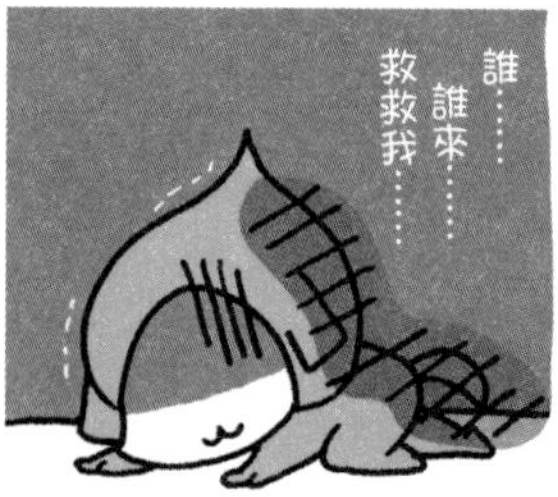

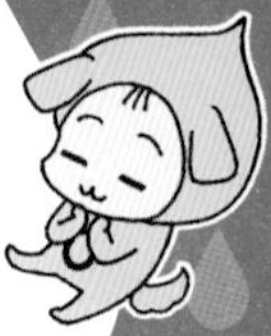

3 透過飲食實踐！

O 型小將瘦身術

以第 2 章介紹的「不易發胖的食材」，實際融入日常菜色。請配合自己血型，運用在每天的生活當中。

check!!

確認O型小將的瘦身料理！

如果掌握用來塑造易瘦體質的飲食重點，就能更有效率地瘦身。在此，介紹能夠輕易挑戰的瘦身食譜。

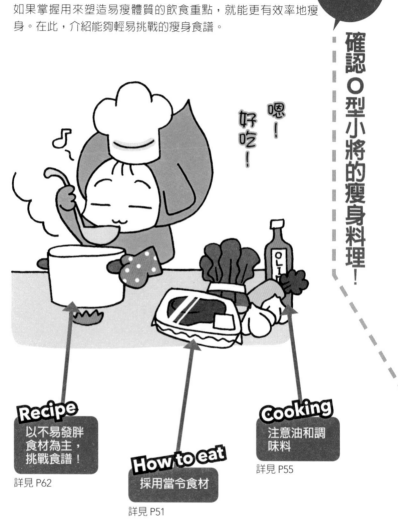

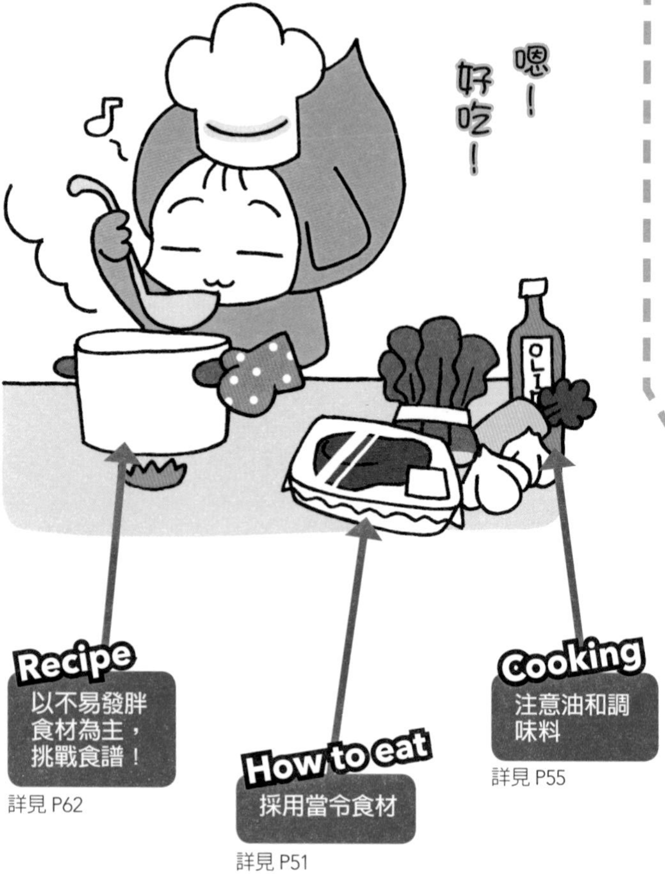

嗯！
好吃！
OLIV
Recipe
以不易發胖食材為主，挑戰食譜！
How to eat
採用當令食材
Cooking
注意油和調味料

詳見 P62

詳見 P51

詳見 P55

實踐 1

塑造易瘦體質的飲食知識

只是減少攝取熱量，也無法獲得漂亮的身材。首先，要介紹的是希望你事先掌握的飲食基本概念。

基本上，飲食要配合季節！

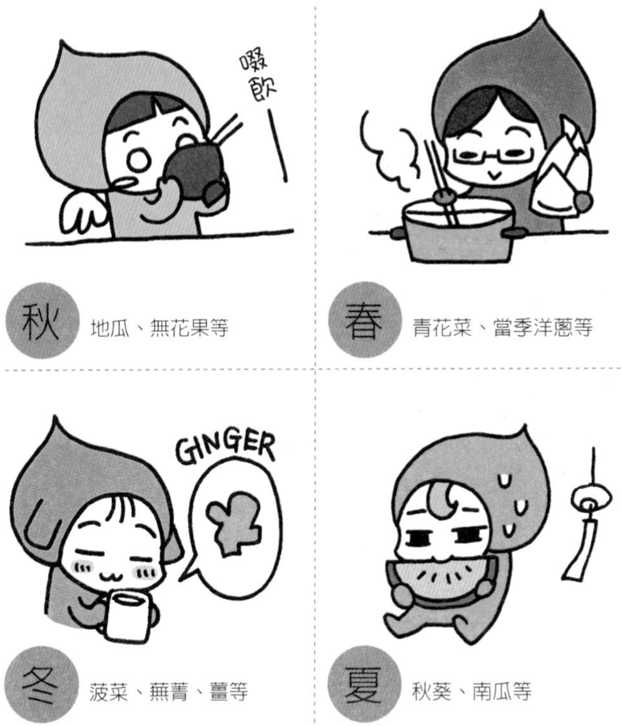

春 青花菜、當季洋蔥等
夏 秋葵、南瓜等
秋 地瓜、無花果等
啜飲
冬 菠菜、蕪菁、薑等
GINGER

選擇當令食材，吃出高品質

想要瘦得漂亮，必須配合身體狀況攝取營養。為了做到這一點，重點在於食材要配合季節。我們的身體原本就隨著大自然運作，與時俱進，飲食生活要配合季節烹煮食材。

必須以適合血型的食材為主，春天把食材煮軟食用、夏天選擇水分多、好消化的蔬菜、秋天盡量避免生菜、冬天吃根菜等暖和身體的食材。

提高營養吸收的蔬菜吃法

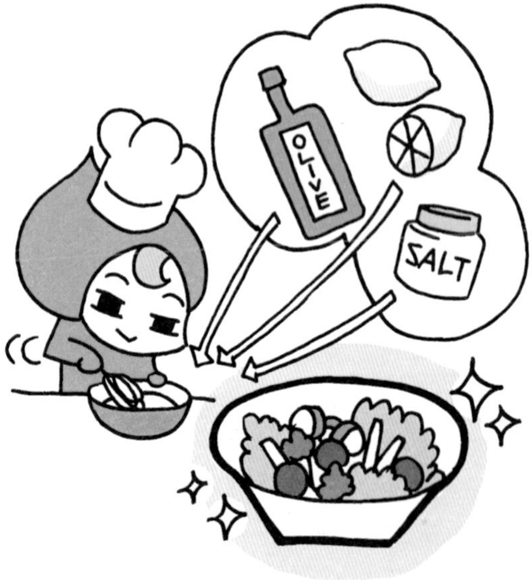

建議 O 型的蔬菜沙拉

- 青花菜
- 洋香菜
- 紫洋蔥

橄欖油沙拉醬的做法

特級初榨橄欖油 3 大匙、檸檬汁 3 大匙、天然鹽少許，放入密閉容器充分搖晃，等到稍微變白即完成。依照個人喜好加入酒醋、醬油、胡椒、洋香菜、羅勒等亦可。

添加少量的橄欖油比無油更好

有人主張吃生菜最好選用無油的沙拉醬，但要讓身體充分吸收蔬菜的營養素，必須要有油分。一般人認為冬天吃生菜會使身體寒冷，所以最好節制，但如果和油分一起攝取，就能預防身體寒冷。

不過，市售沙拉醬用的油可能較差，所以最好自製橄欖油沙拉醬。橄欖油是建議所有血型食用的油。

此外，以適合自己血型的蔬菜打成蔬菜汁飲用，也對瘦身有幫助。

避免中毒的吃肉方法

O 型要特別注意的肉

- 豬肉
- 培根、火腿

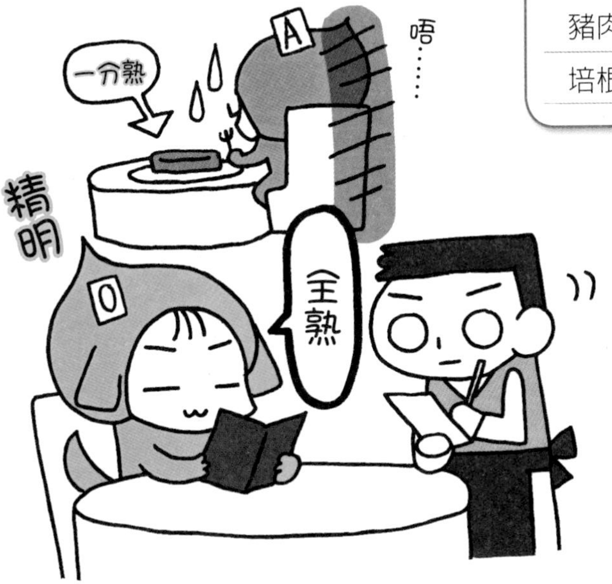

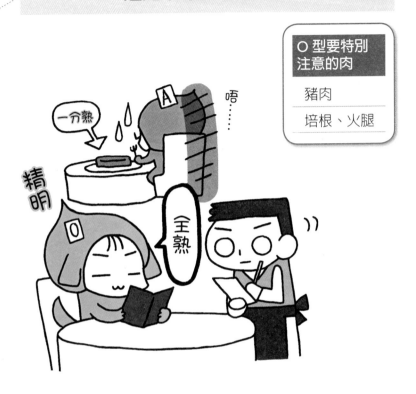

熟度最好吃全熟，不要吃一分熟

據說人體最好保持「弱鹼性」。無論哪一種血型，要打造健康的身體，重點在於不過度偏頗地攝取「酸性」的肉或「鹼性」的蔬菜，均衡地飲食。

一般人往往覺得一分熟或五分熟的牛排特別美味，但未熟透的肉可能帶有病原體，在不適合自己血型的情況下，如果沒有煮熟，就容易產生毒物反應。此外，洋香菜等會消除肉的毒素，有助於消化，所以最好一併食用。

吃甜食、喝酒的方法

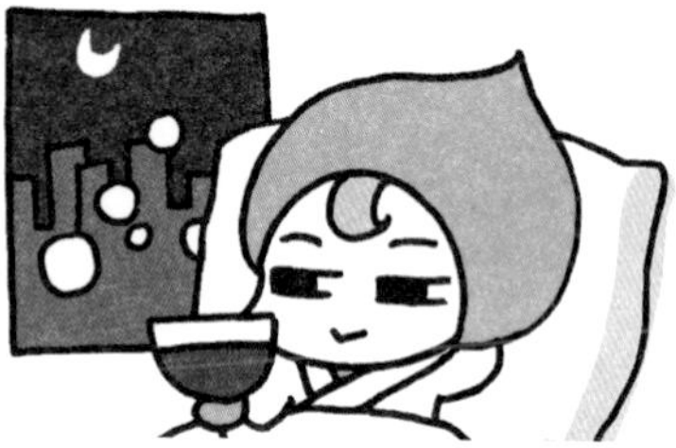

睡不著時
可以來一杯紅酒

甜食一定要在飯後吃

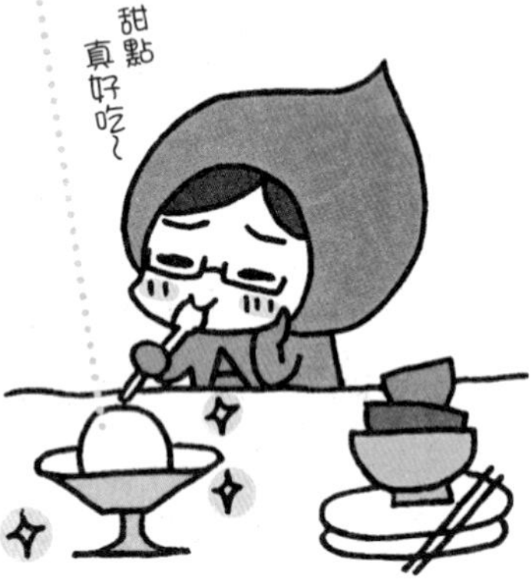

血糖值快速上升會導致惡性循環

甜食是瘦身的敵人。一吃甜食，血糖值就會上升，暫時覺得疲勞消除，但快速上升的血糖值又會快速下降，所以會陷入又想吃甜食的惡性循環。為了避免這種惡性循環，甜食請務必在飯後吃。

此外，不熬夜、睡眠充足，能夠促進體脂肪減少，所以瘦身時要記得早睡，最好在就寢前2小時用餐完畢。再者，不易入睡的人可以在就寢前喝一杯紅酒。

實踐 2

O型小將的瘦身料理重點

適合每一種血型的烹調方法也有所不同。如果搭配適合的食材，效果會進一步提升！

Q：O型小將的瘦身料理是？
A：注意油和調味料，以西餐為主。

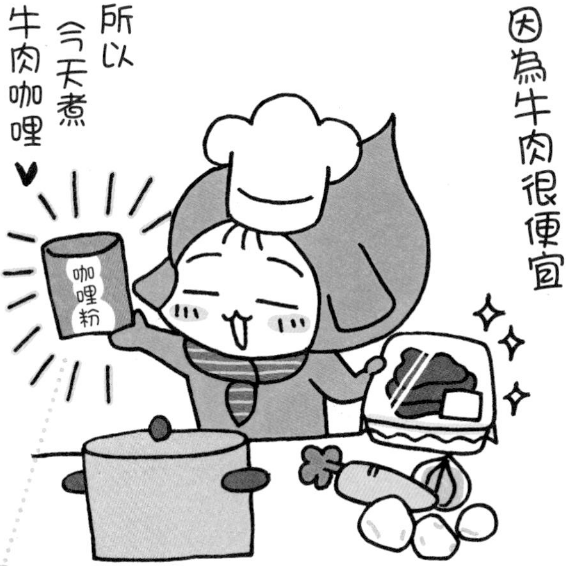
所以今天煮牛肉咖哩♥
因為牛肉很便宜
咖哩粉

多用咖哩粉或洋香菜，酸性的調味料要少用

以魚或肉為主，選擇適合體質的食材

O型小將怕繁瑣的事，可以慢慢來，記得選擇適合體質的食材，挑戰瘦身食譜。基本上，建議以魚或肉為主的西餐食譜。

此外，烹調時請注意油和調味料。炒菜的油不要用玉米油、芝麻油，盡量使用橄欖油。至於調味料，建議O型用咖哩粉或洋香菜。請注意別用太多醋、番茄醬等調味料。

O型小將的最佳「早餐」範例

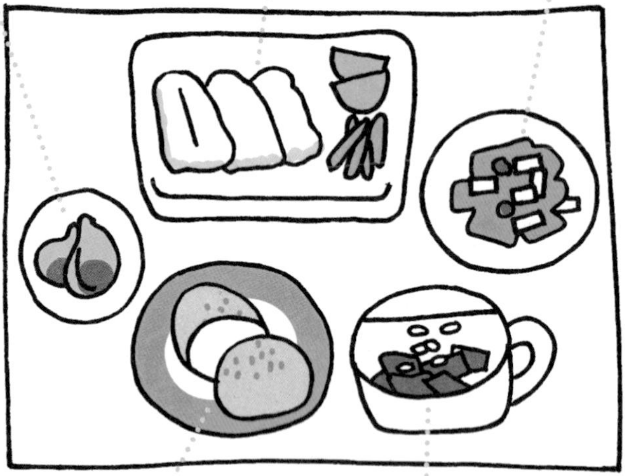
無花果
咖哩香煎沙丁魚
奶油炒菠菜
黑麥麵包
海帶芽湯

吃黑麥麵包比吐司好，肉一定要和蔬菜一起吃

O型不要偏食只吃肉，而是要巧妙地搭配各種適合身體的食材，三餐的飲食均衡。

舉例來說，早餐不要吃易使O型發胖的吐司，建議選擇比較不容易發胖的黑麥麵包。此外，有益O型身體的蔬菜和海藻可以清炒，或者做成沙拉或煮湯積極地攝取。

另外，吃肉的時候，最好選擇和適合身體的蔬菜一起拌炒的菜色。像是蔬菜炒肉絲或豬肝炒韭菜，就是好的組合。

O型小將的最佳「午餐」範例

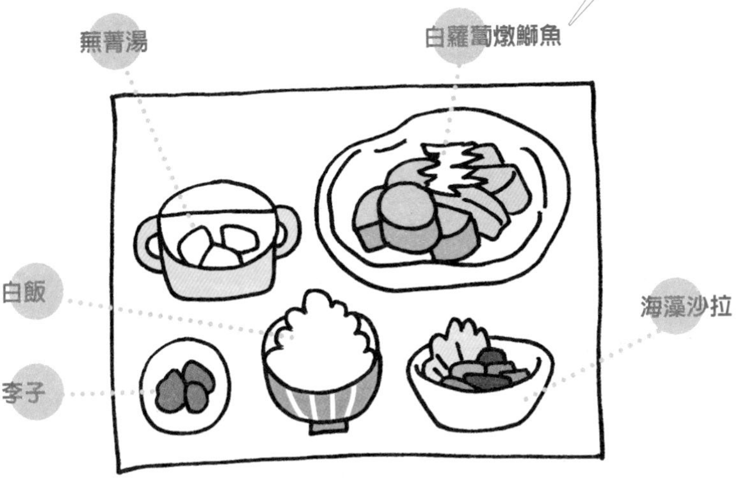
蕪菁湯
白蘿蔔燉鰤魚
白飯
李子
海藻沙拉

O型小將的最佳「晚餐」範例

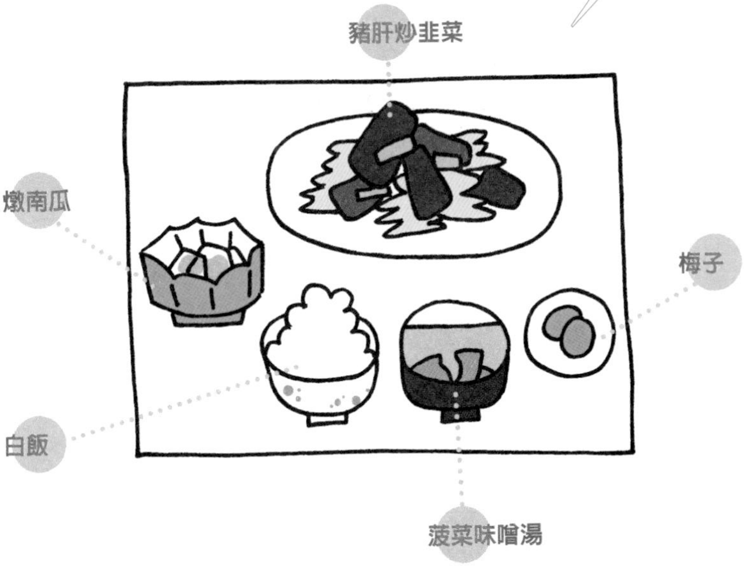
豬肝炒韭菜
燉南瓜
梅子
白飯
菠菜味噌湯

實踐 3

O型小將「易發胖」的點心

一般人認為瘦身時嚴禁點心，但「血型瘦身術」可以吃點心！在此，介紹如何巧妙地吃點心。

Q：O型小將的點心是？

A：巧妙地選擇，塑造不容易發胖的體質。

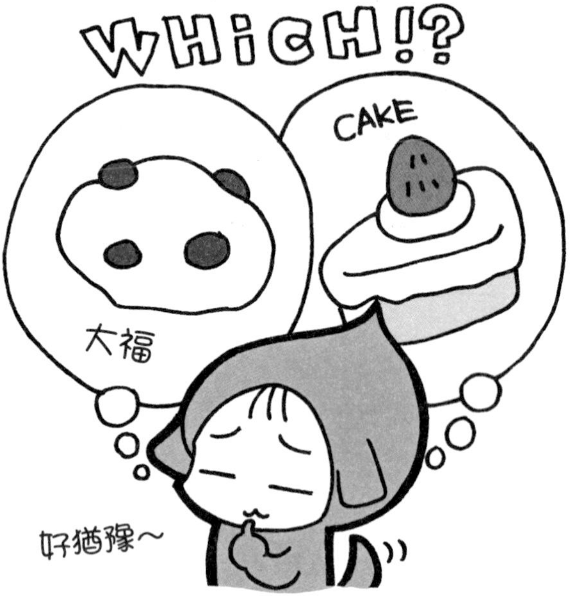

選擇使用紅豆製成的日式糕點和南瓜等

精力充沛的O型通常會吃太多點心。然而，選擇適合自己身體的食品作為點心，不但能夠補充營養，還能塑造不容易發胖的體質。

舉例來說，O型小將最好選擇使用紅豆製成的日式糕點，而不是使用乳製品或麵粉製成的甜點。此外，吃蛋糕的時候，如果選擇使用南瓜、地瓜製成的蛋糕，就不容易發胖。

建議積極攝取的點心

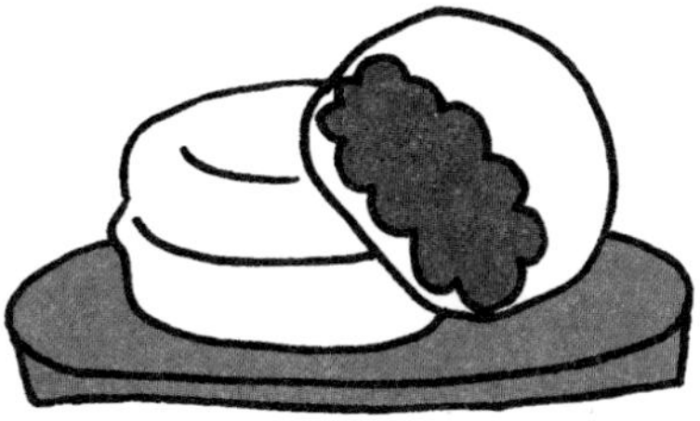

最中（和菓子）

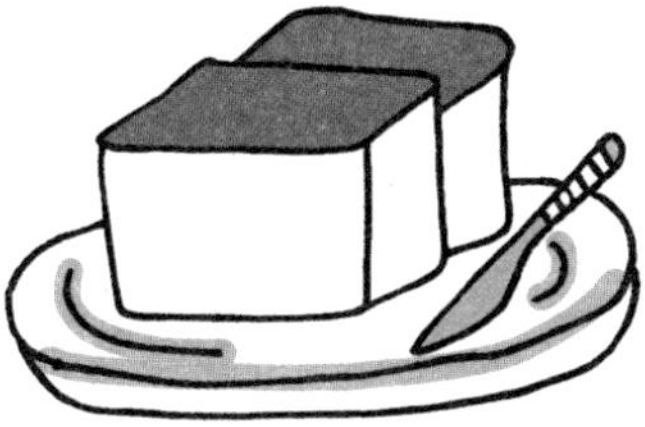

芋頭羊羹

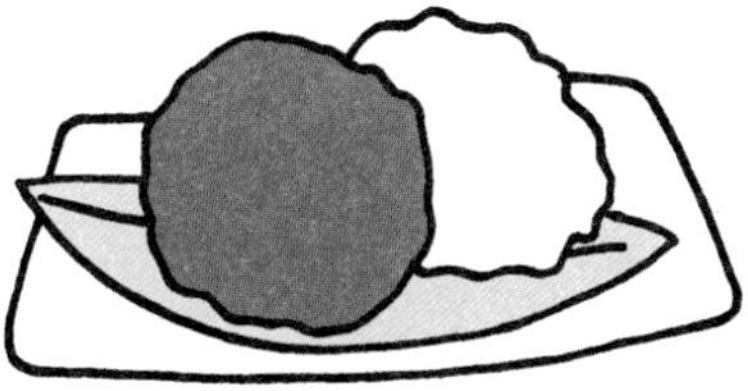

萩餅

建議的組合一覽表

點心		飲料
甜馬鈴薯	＋	薑汁汽水
最中		綠茶
萩餅		綠茶
芋頭羊羹		綠茶

實踐 4 O型小將「不易發胖」的外食

外食容易攝取過多熱量，但有時也必須滿足一下口腹之慾。不過，要對選菜的方法下一番功夫。

Q：O型小將的外食重點是？

A：只要選對菜色，外食也不用怕！

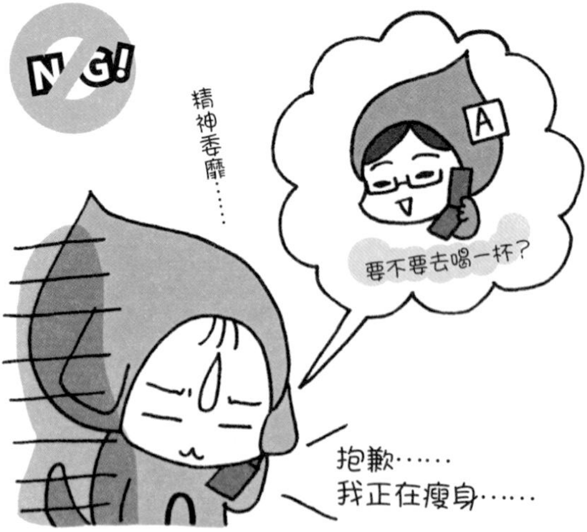

NG!
精神委靡……
要不要去喝一杯？
A
抱歉……
我正在瘦身……

外食的原則也一樣，要選擇有益身體的食材

外食的時候，常常很難隨心所欲地選擇食材。可是，不必變得神經質，這種瘦身術即使一天破功，也不代表失敗。就算有一、兩天吃了對身體不好的食物，之後幾天以對身體有益的食物為主就行了。不必試圖排除所有不適合體質的食物，而是均衡飲食，慎選菜色。

如果不知道該吃什麼，就選這些吧！

義大利菜

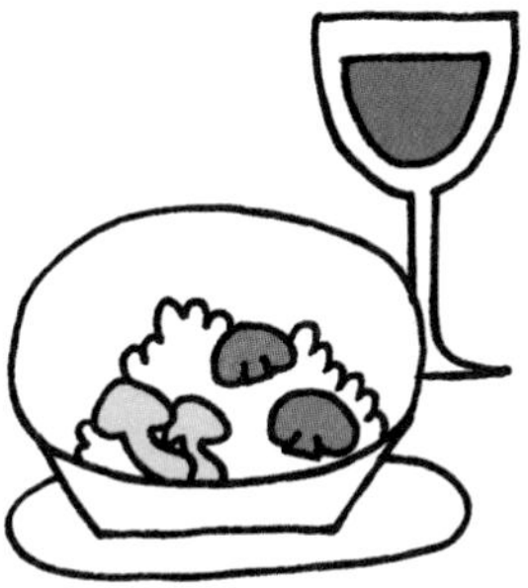

燉飯和紅酒

因為乳製品不太適合，
所以建議選擇番茄類的菜色。

速食店

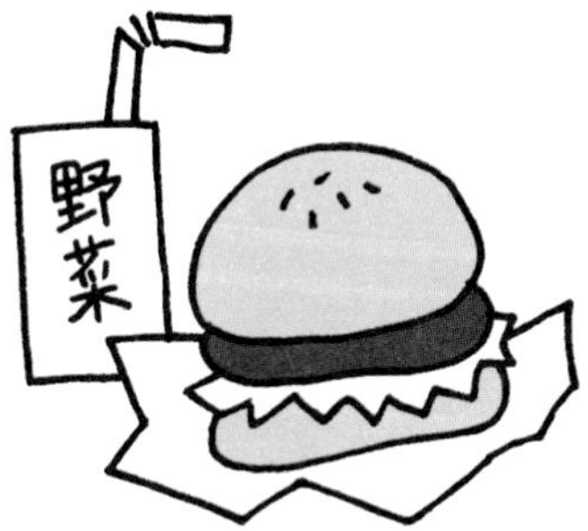

漢堡和蔬菜汁

O 型適合吃肉，任何漢堡都沒關係。
以蔬菜汁補足營養。

居酒屋

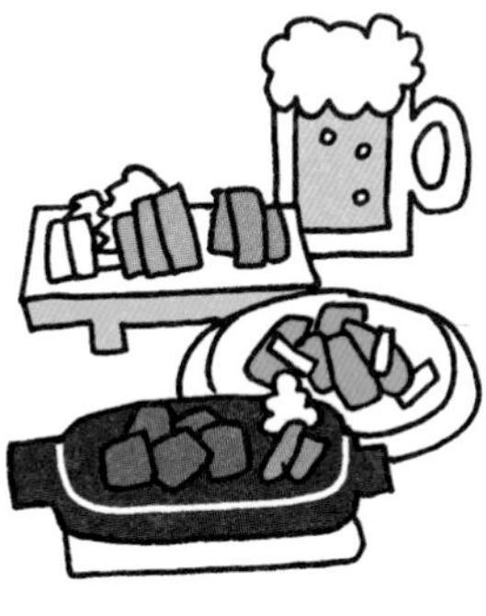

炒菠菜、骰子牛肉、綜合生魚片和生啤酒

以魚、肉為主，充分攝取黃綠色蔬菜。
啤酒也 OK。

中華料理

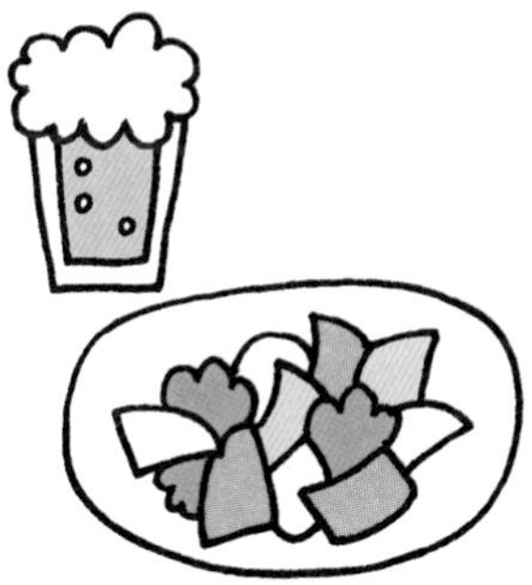

肉片炒時蔬和杯裝啤酒

選擇含有深色蔬菜的菜色。
極力避免胡椒等辛香料。

依照每一種血型，介紹使用有益身體的食材做出的瘦身食譜！每一道菜都很簡單，務必挑戰看看。

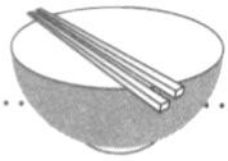

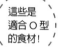

使有羶味的羔羊肉容易入口

羔羊肉咖哩

O 型適合吃肉，尤其適合吃羔羊肉。使用羔羊肉製成的咖哩，和調味料相得益彰，會讓人充滿能量！

這些是適合 O 型的食材！

- 羔羊肉
- 青花菜
- 秋葵
- 南瓜
- 橄欖油
- 大蒜
- 咖哩粉

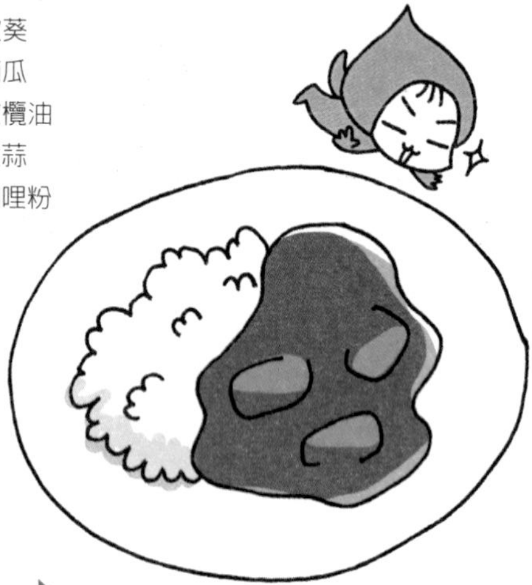

480 Kcal / 1 人份

材料 (2 人份)

白飯……360g
羔羊肉……100g
青花菜……1/4 顆
秋葵……4 根
南瓜……2 塊
洋蔥……1/2 顆
大蒜……1 瓣
咖哩粉……1 大匙
橄欖油……1 大匙
水……500cc
高湯塊……1 個
醬油……2 小匙
鹽……少許

做法

1.羔羊肉切成一口大小備用。
2.青花菜切成小朵狀，秋葵以鹽水汆燙，南瓜切成一口大小備用。洋蔥切成薄片。
3.將橄欖油倒進平底鍋開火，放進蒜末稍微爆香，發出香味之後，加入洋蔥繼續拌炒。
4.把 1加入 3 ，炒熟之後，加入水和高湯塊。
5.煮沸之後，加入南瓜和咖哩粉，繼續熬煮，然後加入青花菜和秋葵，以鹽和胡椒調味。
6.白飯裝盤，淋上 5 。

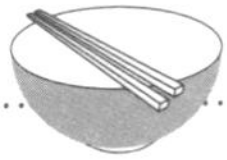

使用提高代謝率的紅肉魚

鰤魚羹

將提高 O 型代謝率的鰤魚，煮成豪華的鰤魚羹。依照個人喜好加入胡椒，成為暖和身體的最強菜色。

這些是適合 O 型的食材！

- 鰤魚
- 蕪菁
- 橄欖油

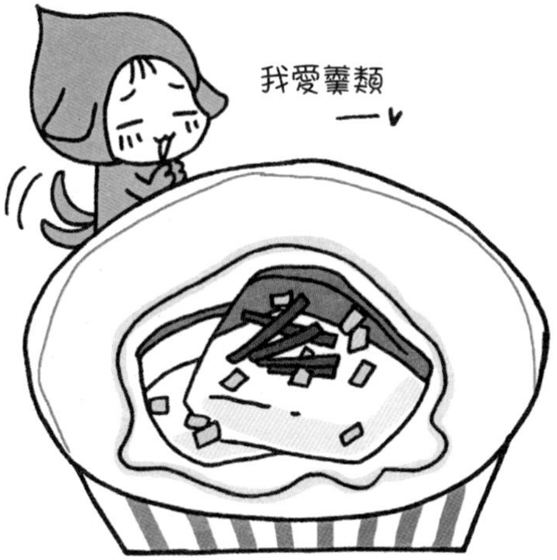

433 Kcal / 1 人份

材料 (2 人份)

鰤魚……2 片
蕪菁（帶葉的小顆蕪菁）……2 個
胡蘿蔔……5cm
太白粉……2 大匙
橄欖油……2 大匙
高湯……150cc
芡汁……1 大匙
醬油……3 小匙
酒……3 小匙
味醂……3 小匙

做法

1.將鰤魚放進淺盤，醬油、酒、味醂各 1 小匙拌勻之後，淋上鰤魚，醃漬備用。
2.蕪菁的根和胡蘿蔔削皮之後切絲，蕪菁的葉子切碎備用。
3.將鰤魚瀝乾，撒上 2 大匙太白粉。將橄欖油倒進平底鍋開火，鍋子熱了之後，放進鰤魚，煎至焦黃。
4.將高湯和醬油、酒、味醂各 2 小匙倒進鍋中加熱，滾了之後，加入 2 的蕪菁根、胡蘿蔔、一半蕪菁的葉子，然後煮滾。加入芡汁勾芡。
5.將煎好的鰤魚裝盤，淋上 4 的芡汁，最後撒上剩餘的蕪菁葉子。

以蕪菁泥煮出口味清爽的白肉魚

鱈魚蕪菁泥蓋飯

以高蛋白質、低熱量的鱈魚，和蕪菁泥煮出口味清爽的蓋飯。覺得味道太淡時，也可以加醬油。

這些是適合O型的食材！

- 鱈魚
- 橄欖油
- 蕪菁

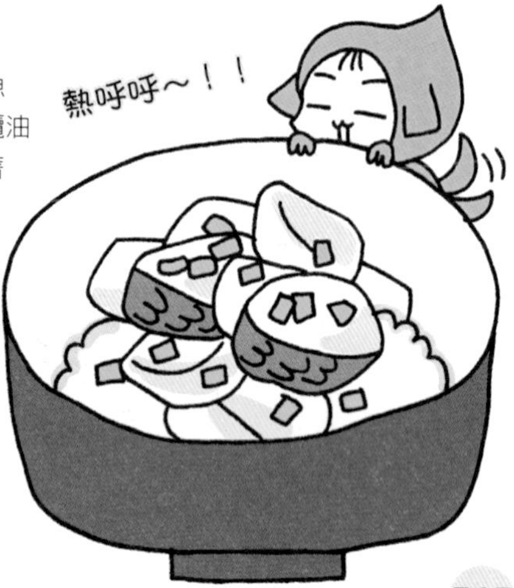

515 Kcal / 1人份

材料（2人份）

白飯……400g
鱈魚……2片
蕪菁（帶葉）……2個
胡椒……1把
太白粉……1大匙
橄欖油……1大匙
奶油……1大匙
鹽……少許
日式高湯粉……1小匙
水……200cc

做法

1.鱈魚用水清洗之後，充分擦乾水分，切成一口大小，然後撒上太白粉。
2.將橄欖油倒進平底鍋，並加入奶油溶解，放進1後煎至金黃色。
3.蕪菁根削皮，1個以半月形切法切成8等份，另1個磨成泥。葉子和皮切碎備用。
4.將切成半月形的蕪菁和切碎的葉子（一半的量）放進平底鍋炒。加水之後，加入鹽、日式高湯粉，滾了之後，加入蕪菁泥和2持續加熱。
5.將白飯放進碗裡，然後放進剩餘的蕪菁葉子、皮、薑末，充分攪拌。
6.將5盛入容器，從上面淋下4，然後撒上剩餘的胡椒。

不適合吃麵包，換成黑麥就 OK！

黑麥開口三明治

避免不適合 O 型體質的麵粉，使用黑麥麵包的開口三明治。烤過更好吃！

這些是適合 O 型的食材！

- 黑麥
- 青花菜
- 橄欖油

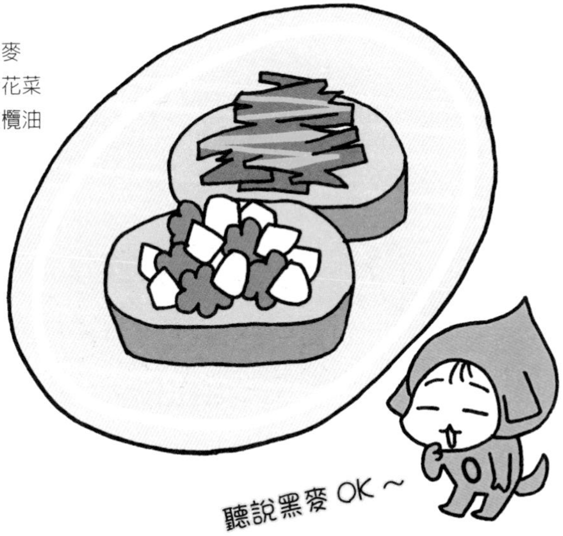

275 Kcal / 1 人份

材料（2 人份）

黑麥麵包……4 片
青花菜……1/2 顆
雞蛋……1 顆
胡蘿蔔……1/3 根
鹽……少許
橄欖油……1 小匙
美乃滋……1 大匙
香草鹽……少許

做法

1. 青花菜切成一口大小，然後以鹽水汆燙。雞蛋水煮至全熟備用。
2. 將 1 的青花菜和雞蛋切碎，放進料理碗。拌入美乃滋，再以鹽調味。
3. 胡蘿蔔切絲，放進料理碗，拌入橄欖油和香草鹽。
4. 將 2 和 3 放上切片的黑麥麵包。

促進甲狀腺發揮機能

海藻沙拉

甲狀腺是 O 型的弱點。使用會促進甲狀腺發揮機能、含有碘的海藻做成沙拉。視心情而定，也可以加入蕪菁或秋葵。

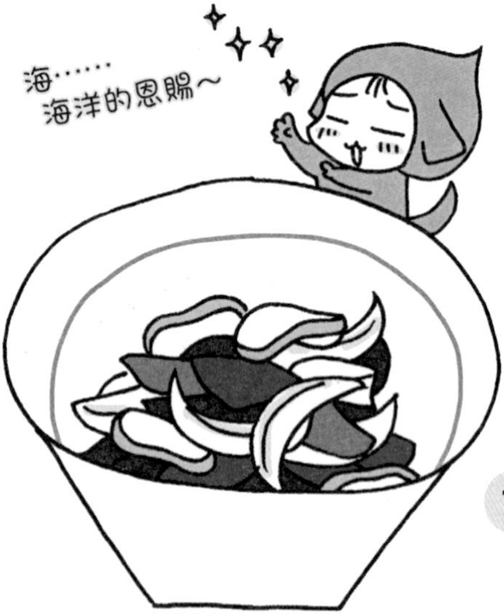

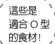

這些是適合 O 型的食材！

- 羊栖菜
- 海帶芽
- 紫洋蔥
- 橄欖油

73 Kcal / 1 人份

材料（2 人份）

乾燥羊栖菜……5g
乾燥海帶芽……5g
紫洋蔥……1 顆
小黃瓜……1 根
鹽……少許

沙拉醬
- 橄欖油……1/2 大匙
- 醬油……1 大匙
- 檸檬汁……1 大匙

做法

1. 乾燥羊栖菜和乾燥海帶芽分別泡水，泡好後備用。
2. 紫洋蔥切半，順著纖維切成薄片。加鹽搓揉之後，靜置一陣子。
3. 小黃瓜切成圓片。
4. 羊栖菜和海帶芽瀝乾水分後，切成方便食用的大小備用。
5. 混合橄欖油、醬油、檸檬汁，調成沙拉醬。
6. 混合 1 ～ 4 的海藻和蔬菜，盛入容器之後，淋上沙拉醬。

感覺像是在吃點心！

炒地瓜籤

將蔬菜當中，特別適合 O 型的地瓜做成地瓜籤。為了避免把它煮爛，訣竅在於迅速快炒。

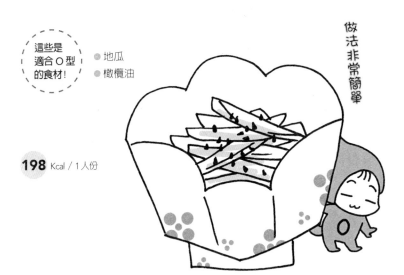

這些是適合 O 型的食材！

- 地瓜
- 橄欖油

198 Kcal / 1 人份

材料（2 人份）

地瓜（中等大小）……1 顆
橄欖油……1 大匙
高湯……50cc
芝麻……少許
醬油……1 大匙
味醂……1 大匙

做法

1.地瓜仔細清洗之後，連皮斜切成薄片。幾片重疊切成條狀，泡水備用。
2.將橄欖油倒進鍋子加熱之後，放進 1的地瓜條翻炒。
3.地瓜條都裹上油之後，加入高湯拌炒。
4.加入醬油、味醂拌炒，水分收乾之前停火。
5.盛入容器，最後撒上芝麻。

Column 2

建議 O 型小將服用的營養補充品

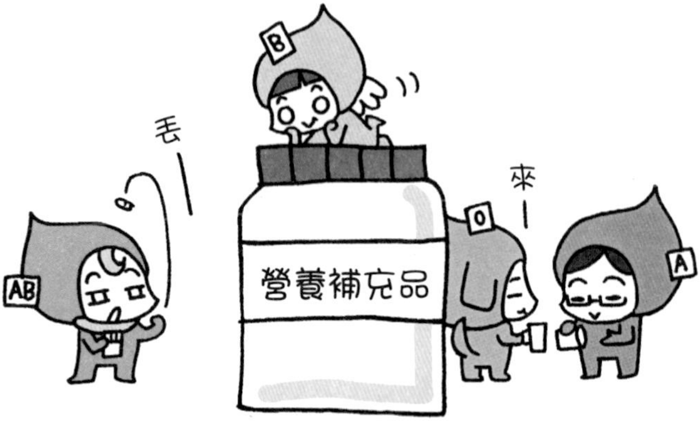

服用提高代謝率和甲狀腺機能的營養補充品

O 型的代謝較差，容易發生甲狀腺機能低下。為了提高代謝率、抑制發炎，並使甲狀腺的機能正常，最好補充營養補充品。此外，乳製品不太適合 O 型的體質，所以請記得以營養補充品補給乳製品含有的鈣質。

最好積極攝取的營養補充品

維生素 B 群	鈣質	碘（海藻類）	薑黃素
↓	↓	↓	↓
具有促進代謝的作用。	建議容易發生關節炎的 O 型多加攝取。有慢性關節炎的情況下，最好同時攝取錳。	O 型容易發生甲狀腺機能低下，最好攝取海藻類營養補充品。不過，要注意別攝取過量。	具有高抗氧化作用，所以建議酸性體質的 O 型攝取。薑黃素也具有提高肝機能的功效。

4

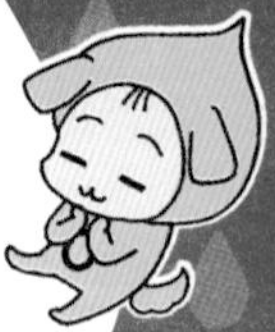

O 型小將的 生活習慣瘦身術

為了瘦得漂亮，除了飲食之外，重新檢視生活習慣也很重要。除了持續作息規律的生活，也可以從血型獲得更多關於健康的知識與啓發。

check!!

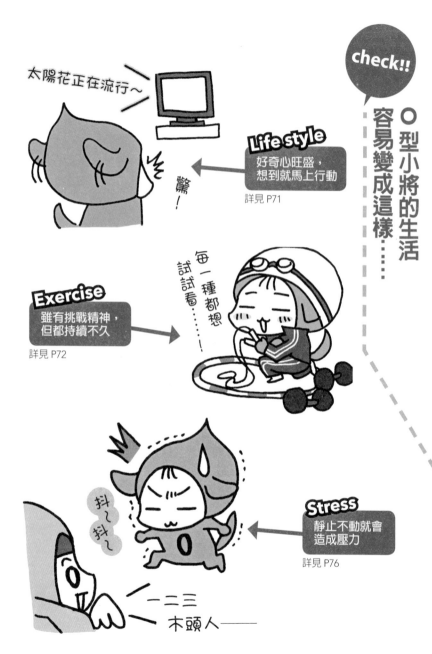

O型小將的生活容易變成這樣……

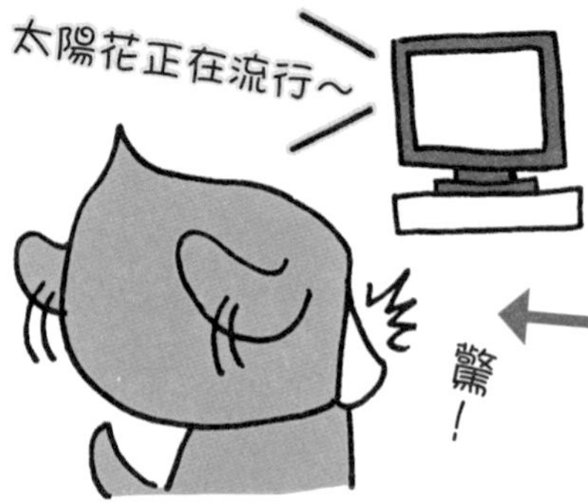

太陽花正在流行～
驚！

Life style

好奇心旺盛，
想到就馬上行動

詳見 P71

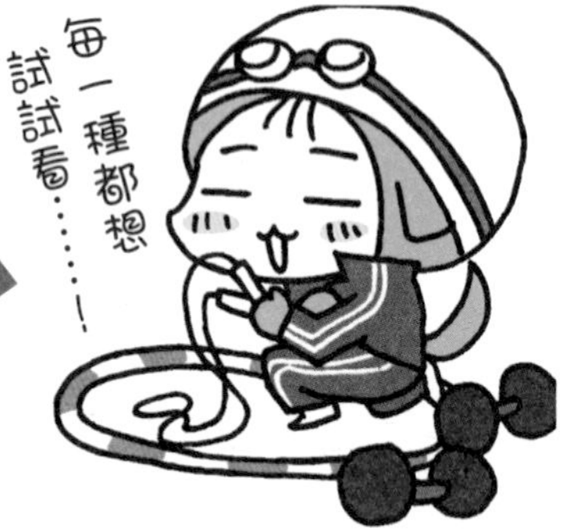

每一種都想試試看……！

Exercise

雖有挑戰精神，
但都持續不久

詳見 P72

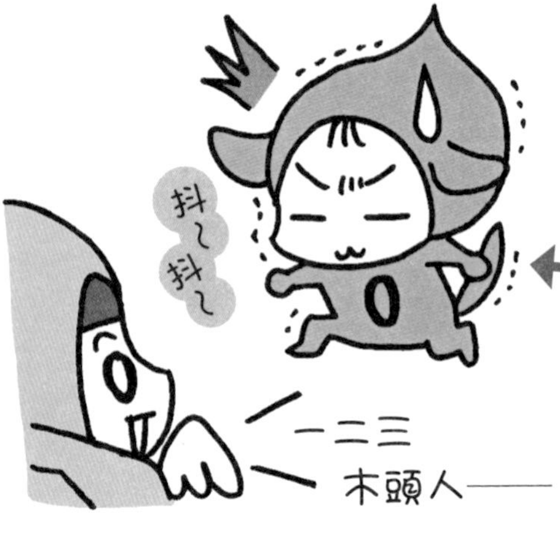

抖～抖～
一二三
木頭人——

Stress

靜止不動就會
造成壓力

詳見 P76

生活習慣 1

O型小將的瘦身生活要這樣做

日常生活中，有一些忍不住就做的小習慣。說不定是受到自己血型的負面影響。

Q：O型小將的瘦身知識？

A：三餐正常，大量運動。

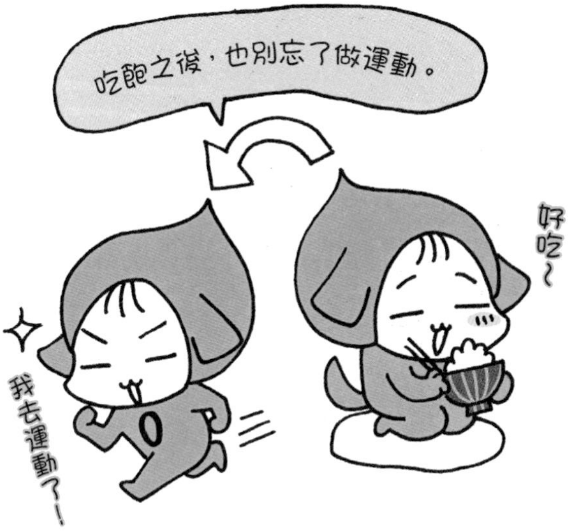
吃飽之後，也別忘了做運動。
好吃~
我去運動了~!

作息規律地生活，增加運動量

O型因為好奇心旺盛，所以容易採取衝動行為。為了調整生活作息，記得要有計畫地執行規律的生活。

此外，日常性做劇烈運動或從事耗費體力工作的人，千萬不可不吃飯，三餐要正常。

另外，不建議藉由喝咖啡或喝酒消除壓力。O型小將如果感到壓力，運動最有紓壓效果。

生活習慣 2

建議O型小將做的運動

有效的運動也會依血型而有所不同。做適合自己的運動，能夠更有效率地塑造玲瓏有致的體形。

Q：O型小將適合的運動是？

A：艱辛的運動和團體運動。

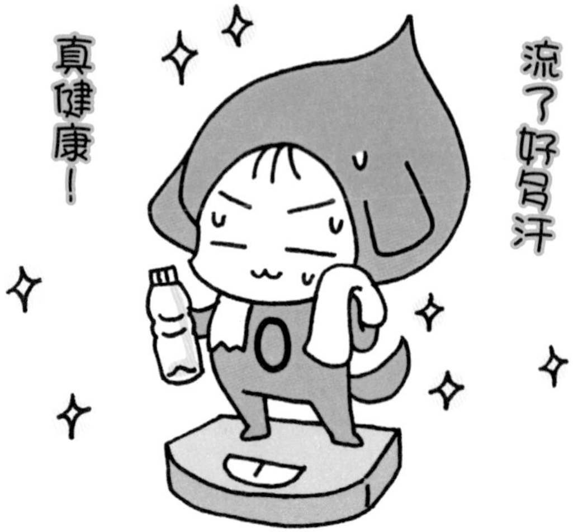

勤於補充水分！

做劇烈運動時，補充水分非常重要。要選擇適合O型體質的硬水——礦泉水，而不是含有大量砂糖的運動飲料。

O型越運動越能瘦

O型是以肉食為主、容易肌肉發達的體質。因此，通常精力充沛，能夠忍受有些艱辛的運動。O型小將請盡量積極地透過運動瘦身。

不過，至今完全不運動或一陣子沒運動的人，必須讓身體漸漸適應。此外，運動前後一定要做伸展操，讓肌肉放鬆。

建議 O 型小將做的運動！

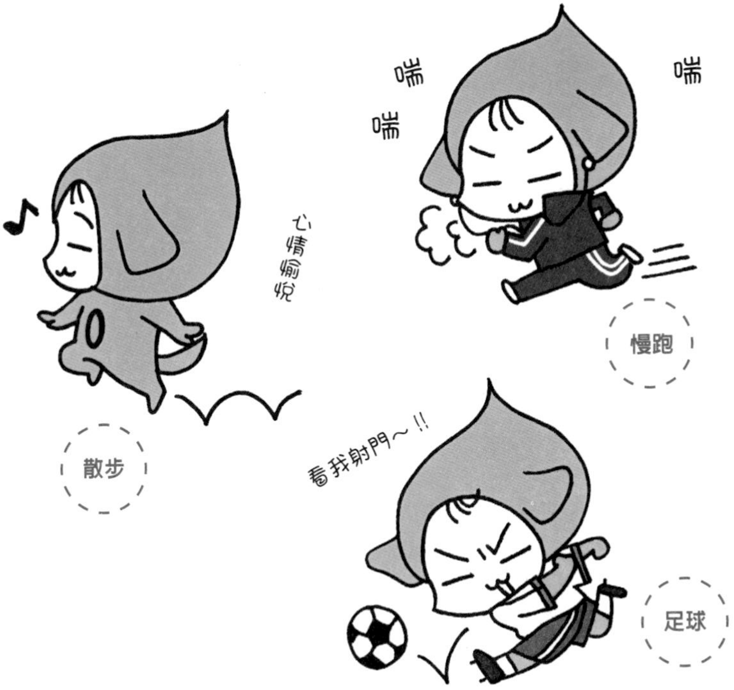

務必在日常生活中持續散步

建議不習慣運動的O型小將「散步」。要姿勢正確地收小腹走路。跨大步伐、擺動手臂的話，更有效果。一天三十分鐘～一小時，一週二、三天就可見效，請將運動納入日常生活。

此外，「慢跑」會對心臟造成負擔，所以多少必須注意。即使是對體能有自信的人，也請記得不要勉強自己，超出身體負荷。

除此之外，也建議O型小將做「足球」等運動量大的團體運動。

生活習慣 3

提高運動效果的瘦身伸展操

運動的同時，要做讓僵硬的身體放鬆的伸展操。這對所有血型都有幫助。

做伸展操燃燒脂肪，打造不容易發胖的體質

若能力行適合自己血型的飲食生活，體內的細胞就會活化，逐漸排出多餘的脂肪。為了使這項機能更加活絡，要進行「腰椎運動」。

這項運動的瘦身效果卓越，是伸展關節、讓肌肉伸縮的伸展運動。這種伸展運動對於提高代謝率、塑造不容易發胖的體質頗有效果。此外，也建議所有人將它作為運動前的暖身運動。

透過6個伸展動作，讓身體放鬆！

1

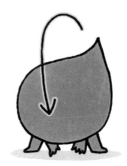

雙腳打開站立，慢慢向前彎曲

雙腳張得稍微比肩寬更寬，從站立的狀態，慢慢向前彎曲。

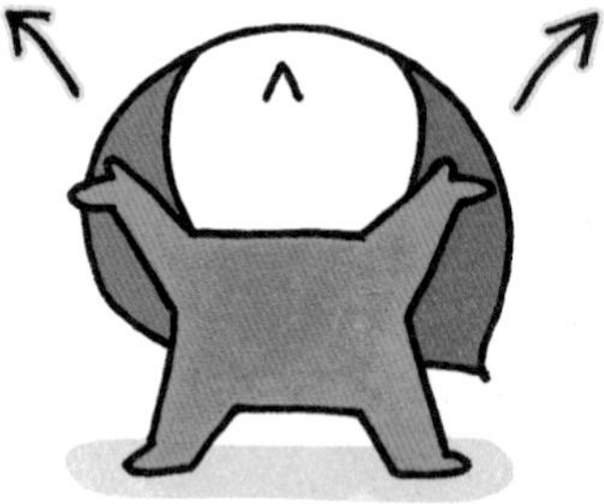

2

雙手向上，身體向後仰

從 1 的狀態，直接慢慢舉起雙手，將身體盡量向後仰。

3

舉起單手，彎向一旁

一隻手扠腰，另一隻手舉起貼耳，直接將身體傾向一旁。換另一邊重覆動作。

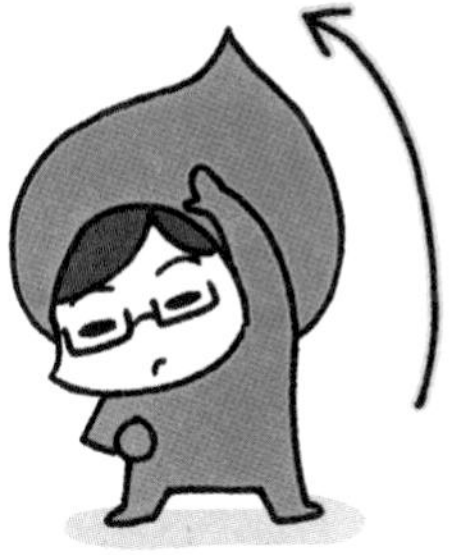

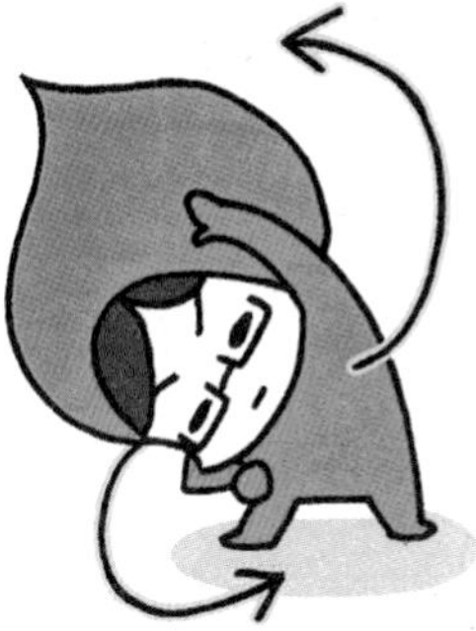

4

扭腰，身體傾向斜前方

一隻手扠腰，另一隻手舉起貼耳。手扠腰那一邊的腰部向前45度扭動，同時身體傾向斜前方。換另一邊重覆動作。

5

扭腰，身體傾向斜後方

一隻手扠腰，另一隻手舉起貼耳。手扠腰那一邊的腰部向後45度扭動，同時身體傾向斜後方。換另一邊重覆動作。

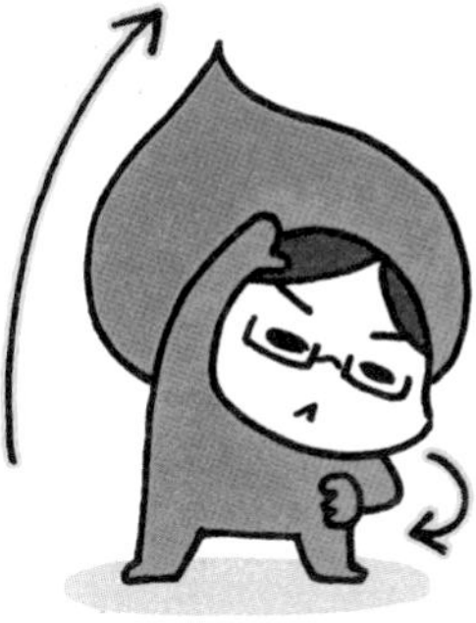

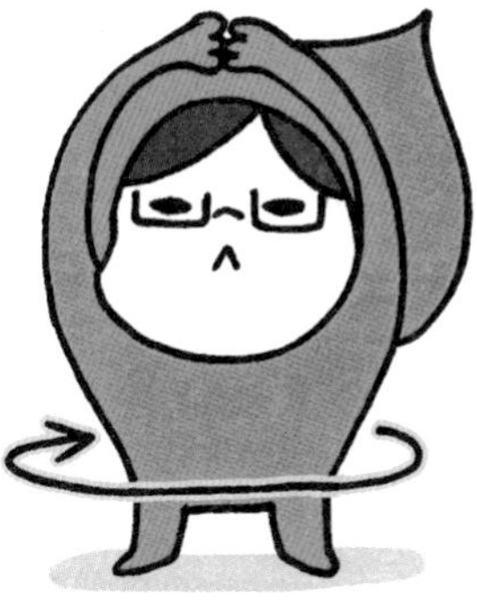

6

上半身左右扭轉

雙手在頭頂交握，上半身向右扭轉。換另一邊重覆動作。

Q：O型小將會如何感到壓力？
A：靜止不動就會感到壓力。

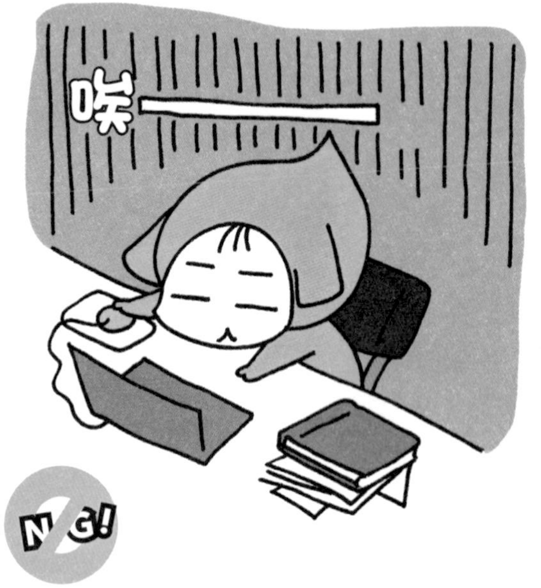

生活習慣 4

O型小將消除壓力的方法

壓力是瘦身的敵人。血型也是妥善消除壓力的關鍵。首先，要弄清自己的壓力型態。

瘦身的敵人是三種壓力

壓力分成「化學性壓力」、「結構性壓力」、「精神性壓力」。而這三種壓力，正是「瘦身的敵人」。

「化學性壓力」是因為構成身體的化學成分失衡所引發。如果吃下不適合身體的食物，「化學性壓力」就會在不知不覺間累積，造成身體不適和肥胖。先前按照血型介紹的飲食方法，可以消除這種壓力。

建議 O 型小將採用的消除壓力法

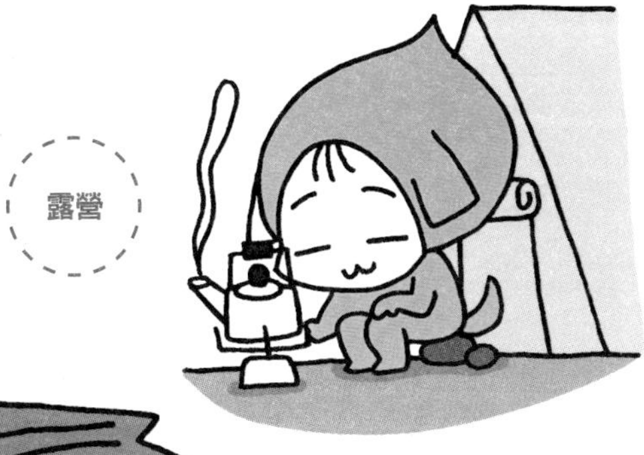

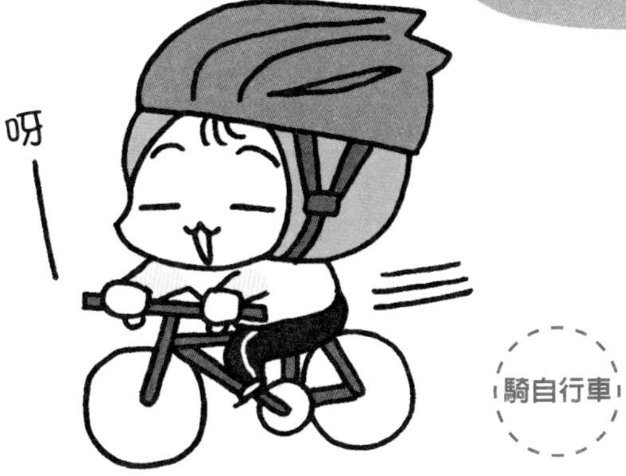

消除精神性壓力是瘦身成功的關鍵

第二種「結構性壓力」是源自於閃到腰或頸部鞭抽症等，骨頭或肌肉等結構失衡。透過伸展操打造正確的姿勢，能夠有效預防。

第三種「精神性壓力」是產生自人際關係或生活中感覺到的焦躁或壓力。這種壓力可以透過運動或嗜好有效地消除。尤其是精力充沛且具行動力的O型，靜止不動反而會感到壓力。休閒時間與其靜靜地待在室內，建議不如積極地從事騎自行車、登山等動態的戶外運動。

Column 3 小將們的瘦身發表會

1

A 型小將

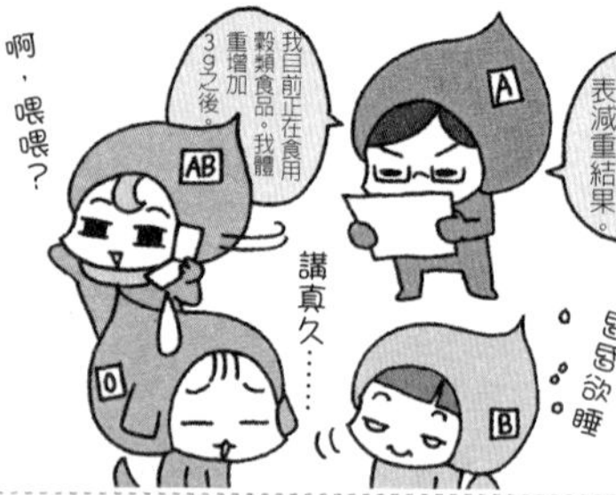
那麼，我現在要開始發表減重結果。
我目前正在食用穀類食品。我體重增加3g之後。
啊，喂喂？
講真久……
昏昏欲睡

2

B 型小將

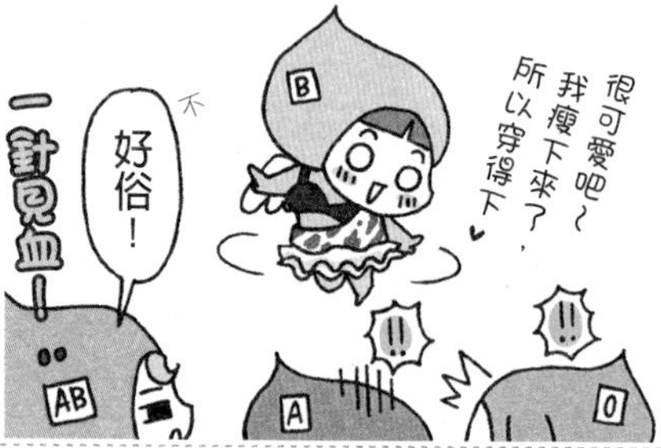
很可愛吧～我瘦下來了，所以穿得下♥
好俗！
不
一針見血！

3

O 型小將

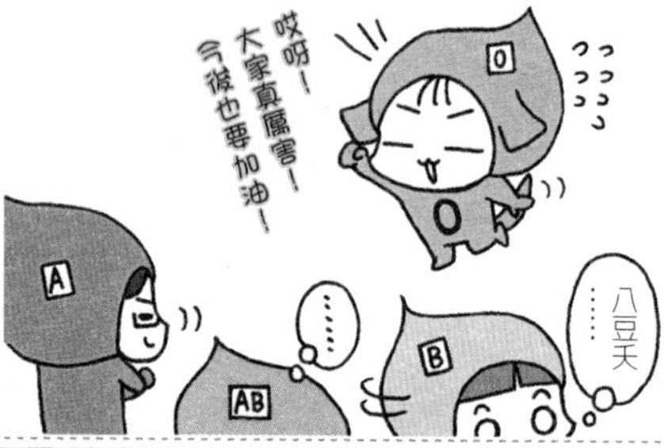
哎呀！大家真厲害！今後也要加油！
……
八豆夭……

4

A B型小將

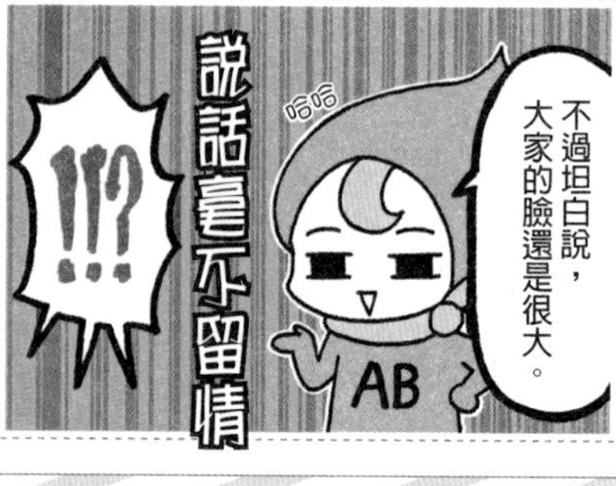
不過坦白說，大家的臉還是很大。
哈哈
說話毫不留情
!!?

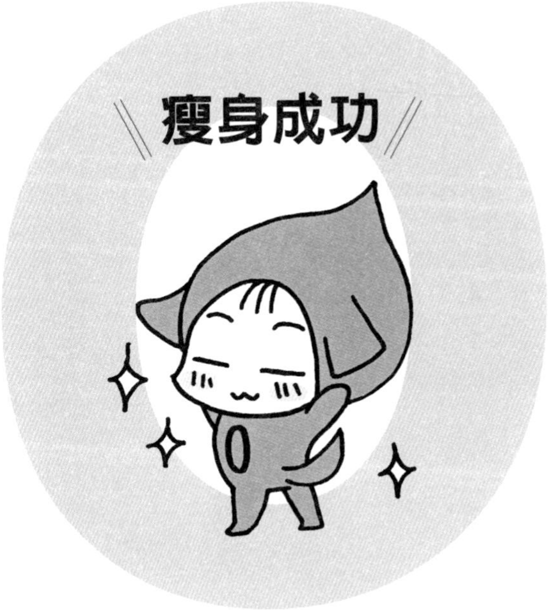
瘦身成功

O型小將輕盈瘦身術

作　者—中島旻保
譯　者—張智淵
責任編輯—林巧涵
執行企劃—張燕宜
美術設計—林家琪
校　對—洪麗雲

董 事 長
總 經 理—趙政岷
總 編 輯—余宜芳
副總編輯—丘美珍
出 版 者—時報文化出版企業股份有限公司
10803台北市和平西路三段二四〇號四樓
發行專線—（〇二）二三〇六—六八四二
讀者服務專線—〇八〇〇—二三一—七〇五・（〇二）二三〇四—七一〇三
讀者服務傳真—（〇二）二三〇四—六八五八
郵撥—一九三四四七二四時報文化出版公司
信箱—台北郵政七九～九九信箱
時報悅讀網—http://www.readingtimes.com.tw
電子郵件信箱—ctliving@readingtimes.com.tw
第一編輯部臉書—http://www.facebook.com/readingtimes.fans
流行生活線臉書—https://www.facebook.com/ctgraphics
法律顧問—理律法律事務所　陳長文律師、李念祖律師
印　刷—盈昌印刷有限公司
初版一刷—二〇一四年五月十六日
定　價—新台幣一四九元
行政院新聞局局版北市業字第八〇號
版權所有　翻印必究
（缺頁或破損的書，請寄回更換）

KETSUEKIGATA DAIETTO O-GATA SAN DIET
By NAKASHIMA Fumiyasu
Copyright © 2012 NAKASHIMA Fumiyasu
All rights reserved.
Originally published in Japan by KAWADE SHOBO SHINSHA LTD. Publishers, Tokyo.
Chinese (in complex character only) translation rights arranged with
KAWADE SHOBO SHINSHA LTD. Publishers, Japan
through THE SAKAI AGENCY and BARDON-CHINESE MEDIA AGENCY.

Illustration: Chie Asai
Book Design: Erika Ito (Lilac)
Content DTP/Design: Akiko Nagasue (Lilac)
Recipe Supervisor: Honami Ueno
Editorial Cooperation: K-Writer's Club
Mayuko Kosaka

O 型小將輕盈瘦身術 / 中島旻保著；
張智淵譯. -- 初版. -- 臺北市：
時報文化, 2014.05
譯自：O 型さんダイエット

ISBN 978-957-13-5968-7（平裝）

1. 健康飲食 2. 血型 3. 減重 4. 健康法

411.3　　　103008482